2010年高等学校科技统计资料汇编

2010 Nian Gaodeng Xuexiao Keji Tongji Ziliao Huibian

中华人民共和国教育部科学技术司　编

高等教育出版社·北京
HIGHER EDUCATION PRESS　BEIJING

图书在版编目(CIP)数据

2010年高等学校科技统计资料汇编/中华人民共和国教育部科学技术司编.—北京:高等教育出版社,2011.1

ISBN 978-7-04-031780-0

Ⅰ.①2… Ⅱ.①中… Ⅲ.①高等学校-科研管理-统计资料-中国-2010 Ⅳ.①G644-66

中国版本图书馆CIP数据核字(2011)第001681号

策划编辑 曹 园 **责任编辑** 曹 园 **封面设计** 张 志
版式设计 王艳红 **责任校对** 王效珍 **责任印制** 毛斯璐

出版发行	高等教育出版社	购书热线	010-58581118
社 址	北京市西城区德外大街4号	咨询电话	400-810-0598
邮政编码	100120	网 址	http://www.hep.edu.cn
			http://www.hep.com.cn
		网上订购	http://www.landraco.com
经 销	蓝色畅想图书发行有限公司		http://www.landraco.com.cn
印 刷	北京东君印刷有限公司	畅想教育	http://www.widedu.com
开 本	787×1092 1/16	版 次	2011年1月第1版
印 张	12.75	印 次	2011年1月第1次印刷
字 数	300 000	定 价	27.20元(含光盘)

物料号 31780-00

编 者 说 明

《2010年高等学校科技统计资料汇编》(以下简称《汇编》)是教育部科学技术司根据国家的统一部署和高等学校科技工作的具体情况,结合第二次全国科学研究与试验发展(R&D)资源清查,在组织各省、自治区、直辖市教育厅(教育委员会)实施"全国普通高等学校科技统计年报(理、工、农、医)"的基础上,经过综合加工、整理而成的全面反映高等学校科技活动总体情况的数据资料汇集。本《汇编》未含中国台湾地区和香港、澳门特别行政区高等学校科技活动数据。

本《汇编》详细记录了2009年全国1212所设有理、工、农、医类教学专业的高等学校及其附属医院在基础研究、应用研究、试验发展以及R&D成果应用、其他科技服务等各个层面开展研究的总体状况,内容涉及科技人力、科技经费、科技机构、科技项目和开展国际科技交流等情况,以及与此相关的高等学校科技活动产出情况。

本《汇编》数据的采集、编排参照了国际上通用的科学研究分类方法。全书资料翔实、丰富,有助于增进社会各界对高等学校科技活动情况的了解,便于国际、国内相关部门的比较研究,是国家有关部门决策和相关研究工作者的必备资料。

中华人民共和国教育部科学技术司

2010年12月

目　录

第一部分

高等学校汇总资料

一、科技人力

表 1　各类高等学校科技人力

	学校数（所）	教学与科研人员（人）		研究与发展人员（人）		研究与发展全时人员（人年）		R&D 成果应用及科技服务人员（人）		R&D 成果应用及科技服务全时人员（人年）	
		合计	其中：科学家和工程师	合计	其中：科学家和工程师	合计	其中：科学家和工程师	合计	其中：科学家和工程师	合计	其中：科学家和工程师
合计	**988**	**796 327**	**761 292**	**315 755**	**307 235**	**189 413**	**184 301**	**45 711**	**44 328**	**27 427**	**26 589**
按学校规格分											
“211”及省部共建高等学校	108	281 677	267 077	148 913	143 550	89 339	86 121	23 560	22 551	14 136	13 529
其他本科高等学校	530	443 229	426 068	157 446	154 392	94 454	92 621	21 306	20 949	12 783	12 561
高等专科学校	350	71 421	68 147	9 396	9 293	5 620	5 559	845	828	508	499
按学校隶属分											
部委院校	26	30 282	28 970	16 852	16 362	10 110	9 816	2 764	2 639	1 658	1 583
教委直属院校	64	201 493	190 797	108 073	103 851	64 836	62 304	16 837	16 117	10 100	9 669
地方院校	898	564 552	541 525	190 830	187 022	114 467	112 181	26 110	25 572	15 669	15 337
按学校类型分											
综合大学	216	240 434	228 174	105 772	101 754	63 450	61 039	18 163	17 381	10 893	10 419
工科院校	391	260 455	251 447	108 563	106 776	65 129	64 060	19 963	19 619	11 981	11 767
农林院校	68	45 988	43 449	18 914	18 309	11 343	10 980	3 361	3 242	2 018	1 947
医药院校	107	181 145	172 053	55 533	53 922	33 316	32 348	1 582	1 538	951	927
师范院校	142	55 152	53 517	22 521	22 052	13 507	13 224	2 029	1 935	1 217	1 162
其　他	64	13 153	12 652	4 452	4 422	2 668	2 650	613	613	367	367

表 2 分地区高等学校科技人力

	学校数（所）	教学与科研人员（人）		研究与发展人员（人）		研究与发展全时人员（人年）		R&D 成果应用及科技服务人员（人）		R&D 成果应用及科技服务全时人员（人年）	
		合计	其中：科学家和工程师	合计	其中：科学家和工程师	合计	其中：科学家和工程师	合计	其中：科学家和工程师	合计	其中：科学家和工程师
合计	**988**	**796 327**	**761 292**	**315 755**	**307 235**	**189 413**	**184 301**	**45 711**	**44 328**	**27 427**	**26 589**
北京市	40	61 598	58 724	31 308	30 760	18 783	18 454	1 824	1 810	1 091	1 084
天津市	14	19 681	18 887	9 768	9 566	5 862	5 739	476	469	286	282
河北省	37	29 163	28 220	7 192	7 122	4 316	4 272	1 414	1 403	849	841
山西省	18	14 465	13 826	7 256	7 109	4 353	4 265	356	344	212	206
内蒙古自治区	14	10 995	10 687	3 637	3 566	2 181	2 139	111	108	67	65
辽宁省	44	37 941	37 135	18 652	18 589	11 189	11 153	1 402	1 397	841	838
吉林省	30	25 578	24 484	14 873	14 312	8 922	8 587	1 228	1 158	738	695
黑龙江省	38	35 746	34 450	15 836	15 297	9 499	9 175	1 875	1 837	1 126	1 103
上海市	17	42 563	39 602	25 575	24 370	15 344	14 623	5 012	4 742	3 008	2 845
江苏省	56	49 188	47 941	20 017	19 844	12 006	11 902	8 281	8 189	4 969	4 912
浙江省	25	34 595	33 344	12 494	12 193	7 498	7 316	1 877	1 843	1 126	1 106
安徽省	67	30 030	28 911	9 776	9 516	5 862	5 702	562	553	339	332
福建省	21	15 469	14 856	5 599	5 423	3 359	3 256	804	743	482	446
江西省	21	17 793	17 153	5 881	5 843	3 526	3 502	987	986	592	592
山东省	43	40 718	39 459	16 425	15 848	9 850	9 505	3 116	3 034	1 868	1 818
河南省	68	36 032	34 802	4 933	4 887	2 959	2 931	1 211	1 190	727	713
湖北省	51	45 120	43 369	14 780	14 257	8 863	8 550	2 904	2 765	1 743	1 660
湖南省	66	36 988	35 429	9 008	8 769	5 403	5 258	1 998	1 912	1 198	1 145
广东省	37	48 970	45 149	17 410	16 034	10 446	9 620	3 506	3 222	2 102	1 931
广西壮族自治区	27	18 992	17 399	11 139	10 904	6 682	6 539	800	800	481	480
海南省	12	3 728	3 596	356	350	214	211	17	16	10	9
重庆市	26	16 529	15 590	6 637	6 359	3 978	3 812	1 416	1 355	849	813
四川省	38	33 031	31 360	17 210	16 894	10 320	10 132	1 131	1 104	681	664
贵州省	33	10 672	10 408	3 095	3 088	1 860	1 855	69	69	42	42
云南省	41	16 017	15 574	6 388	6 297	3 829	3 776	254	253	153	151
西藏自治区	3	813	756	492	492	296	296	8	8	5	5
陕西省	34	33 495	30 860	12 614	12 233	7 571	7 342	2 761	2 707	1 657	1 626
甘肃省	25	9 286	9 183	2 536	2 535	1 521	1 521	151	151	90	90
青海省	8	4 204	3 969	847	806	508	483	28	28	17	17
宁夏回族自治区	11	5 106	4 783	1 483	1 483	892	892	6	6	3	3
新疆维吾尔自治区	23	11 821	11 386	2 538	2 489	1 521	1 493	126	126	75	75

表 3　部委高等学校科技人力

	学校数（所）	教学与科研人员（人）		研究与发展人员（人）		研究与发展全时人员（人年）		R&D 成果应用及科技服务人员（人）		R&D 成果应用及科技服务全时人员（人年）	
		合计	其中：科学家和工程师	合计	其中：科学家和工程师	合计	其中：科学家和工程师	合计	其中：科学家和工程师	合计	其中：科学家和工程师
合计	**90**	**231 775**	**219 767**	**124 925**	**120 213**	**74 946**	**72 120**	**19 601**	**18 756**	**11 758**	**11 252**
中央办公厅	1	225	212	131	131	79	79	0	0	0	0
国家民族事务委员会	6	2 097	2 049	984	971	590	582	47	47	28	28
公安部	2	727	699	218	218	131	131	131	131	78	78
工业和信息化部	7	16 276	15 677	10 774	10 551	6 463	6 330	2 124	2 090	1 274	1 254
交通运输部	1	1 560	1 560	911	911	547	547	5	5	3	3
教育部	64	201 493	190 797	108 073	103 851	64 836	62 304	16 837	16 117	10 100	9 669
中国民用航空总局	3	2 887	2 663	582	579	349	347	10	10	6	6
中国地震局	1	350	348	80	80	48	48	0	0	0	0
国务院侨务办公室	2	3 548	3 186	1 446	1 201	867	720	440	349	264	209
国家安全生产监督管理总局	1	591	570	83	83	50	50	1	1	1	1
中国科学院	1	1 739	1 735	1 628	1 622	977	973	6	6	4	4
总装备部	1	282	271	15	15	9	9	0	0	0	0

表 4　地方高等学校科技人力

	学校数（所）	教学与科研人员（人）		研究与发展人员（人）		研究与发展全时人员（人年）		R&D 成果应用及科技服务人员（人）		R&D 成果应用及科技服务全时人员（人年）	
		合计	其中：科学家和工程师	合计	其中：科学家和工程师	合计	其中：科学家和工程师	合计	其中：科学家和工程师	合计	其中：科学家和工程师
合计	**898**	**564 552**	**541 525**	**190 830**	**187 022**	**114 251**	**112 181**	**26 110**	**25 572**	**15 669**	**15 337**
北京市	19	24 326	22 635	9 524	9 204	5 714	5 523	352	343	210	206
天津市	11	14 313	13 802	5 754	5 653	3 453	3 391	220	219	132	132
河北省	34	27 796	26 892	6 816	6 746	4 090	4 046	1 282	1 271	770	762
山西省	18	14 465	13 826	7 256	7 109	4 353	4 265	356	344	212	206
内蒙古自治区	14	10 995	10 687	3 637	3 566	2 181	2 139	111	108	67	65
辽宁省	40	31 226	30 617	14 300	14 261	8 578	8 556	949	947	569	568
吉林省	28	15 684	15 180	7 401	7 363	4 440	4 417	624	620	375	372
黑龙江省	35	27 846	26 861	11 066	10 650	6 637	6 387	752	739	452	443
上海市	11	14 071	13 241	7 697	7 398	4 618	4 440	1 756	1 613	1 055	968
江苏省	47	32 059	31 375	11 476	11 427	6 882	6 852	4 865	4 802	2 919	2 880
浙江省	23	21 585	20 857	7 498	7 231	4 501	4 339	840	812	504	488
安徽省	65	26 161	25 130	7 288	7 076	4 369	4 238	530	523	320	314
福建省	19	13 255	12 699	4 558	4 404	2 735	2 645	707	646	424	388
江西省	21	17 793	17 153	5 881	5 843	3 526	3 502	987	986	592	592
山东省	40	30 429	29 768	10 745	10 580	6 442	6 344	2 383	2 366	1 429	1 418
河南省	68	36 032	34 802	4 933	4 887	2 959	2 931	1 211	1 190	727	713
湖北省	44	21 707	20 863	5 427	5 321	3 254	3 189	619	603	372	362
湖南省	63	25 784	24 655	5 860	5 725	3 514	3 432	1 356	1 322	813	791
广东省	33	33 199	31 047	9 059	8 684	5 436	5 211	1 920	1 864	1 151	1 117
广西壮族自治区	27	18 992	17 399	11 139	10 904	6 682	6 539	800	800	481	480
海南省	12	3 728	3 596	356	350	214	211	17	16	10	9
重庆市	24	11 415	10 953	2 855	2 815	1 709	1 686	748	743	448	446
四川省	33	17 935	16 911	8 599	8 382	5 154	5 026	550	526	332	317
贵州省	33	10 672	10 408	3 095	3 088	1 860	1 855	69	69	42	42
云南省	41	16 017	15 574	6 388	6 297	3 829	3 776	254	253	153	151
西藏自治区	3	813	756	492	492	296	296	8	8	5	5
陕西省	28	18 239	16 887	5 482	5 409	3 292	3 249	1 533	1 528	920	917
甘肃省	23	7 190	7 112	1 526	1 525	916	916	151	151	90	90
青海省	8	4 204	3 969	847	806	508	483	28	28	17	17
宁夏回族自治区	10	4 800	4 484	1 337	1 337	804	804	6	6	3	3
新疆维吾尔自治区	23	11 821	11 386	2 538	2 489	1 521	1 493	126	126	75	75

表 5　各类高等学校教学与科研人员中科学家与工程师职务(职称)　单位:人

	学校数(所)	合计	教师系列						其他技术职务系列			
			小计	教授	副教授	讲师	助教	其他	小计	高级	中级	初级
合计	**988**	**761 292**	**443 060**	**71 727**	**127 625**	**163 840**	**69 515**	**10 353**	**318 232**	**76 748**	**138 787**	**102 697**
按学校规格分												
“211”及省部共建高等学校	108	267 077	139 359	33 425	44 704	47 330	11 221	2 679	127 718	31 269	59 884	36 565
其他本科高等学校	530	426 068	248 886	35 892	68 029	96 355	42 920	5 690	177 182	42 213	73 068	61 901
高等专科学校	350	68 147	54 815	2 410	14 892	20 155	15 374	1 984	13 332	3 266	5 835	4 231
按学校隶属分												
部委院校	26	28 970	18 252	4 048	5 838	6 510	1 673	183	10 718	3 330	4 589	2 799
教育部直属院校	64	190 797	96 178	24 081	31 271	31 761	7 154	1 911	94 619	22 499	45 214	26 906
地方院校	898	541 525	328 630	43 598	90 516	125 569	60 688	8 259	212 895	50 919	88 984	72 992
按学校类型分												
综合大学	216	228 174	122 024	23 079	37 455	43 239	15 574	2 677	106 150	24 733	48 556	32 861
工科院校	391	251 447	179 513	26 708	51 488	68 755	28 487	4 075	71 934	20 470	34 507	16 957
农林院校	68	43 449	32 419	5 351	9 585	12 079	4 705	699	11 030	3 191	5 193	2 646
医药院校	107	172 053	58 357	9 529	14 726	20 270	12 137	1 695	113 696	24 045	43 097	46 554
师范院校	142	53 517	41 276	5 998	11 689	15 739	6 948	902	12 241	3 452	5 946	2 843
其　他	64	12 652	9 471	1 062	2 682	3 758	1 664	305	3 181	857	1 488	836

表 6　分地区高等学校教学与科研人员中科学家与工程师职务(职称)　　单位:人

	学校数(所)	合计	教师系列						其他技术职务系列			
			小计	教授	副教授	讲师	助教	其他	小计	高级	中级	初级
合计	**988**	**761 292**	**443 060**	**71 727**	**127 625**	**163 840**	**69 515**	**10 353**	**318 232**	**76 748**	**138 787**	**102 697**
北京市	40	58 724	25 586	6 437	8 907	8 510	1 415	317	33 138	6 786	14 654	11 698
天津市	14	18 887	7 414	1 668	2 269	2 686	651	140	11 473	2 620	4 748	4 105
河北省	37	28 220	17 214	3 036	4 733	5 688	3 481	276	11 006	3 077	4 789	3 140
山西省	18	13 826	8 915	1 307	2 212	3 497	1 610	289	4 911	1 428	2 121	1 362
内蒙古自治区	14	10 687	5 935	884	1 739	1 766	1 381	165	4 752	1 331	1 892	1 529
辽宁省	44	37 135	23 921	4 272	6 823	8 813	3 693	320	13 214	3 839	6 008	3 367
吉林省	30	24 484	15 238	2 588	4 556	4 883	3 081	130	9 246	2 516	4 597	2 133
黑龙江省	38	34 450	20 168	4 138	5 874	6 438	3 322	396	14 282	3 916	6 068	4 298
上海市	17	39 602	15 184	3 454	4 860	5 702	941	227	24 418	5 565	10 329	8 524
江苏省	56	47 941	32 085	5 095	9 450	13 651	3 612	277	15 856	3 861	6 965	5 030
浙江省	25	33 344	14 934	2 774	4 537	5 815	1 297	511	18 410	3 606	7 694	7 110
安徽省	67	28 911	18 352	2 089	4 603	7 374	3 722	564	10 559	2 424	4 496	3 639
福建省	21	14 856	8 045	1 353	2 258	2 892	1 400	142	6 811	1 353	2 756	2 702
江西省	21	17 153	11 172	1 719	2 917	4 086	2 312	138	5 981	1 018	2 324	2 639
山东省	43	39 459	24 509	3 876	7 006	8 598	4 194	835	14 950	4 368	6 209	4 373
河南省	68	34 802	25 087	2 380	6 096	9 325	6 653	633	9 715	2 260	4 238	3 217
湖北省	51	43 369	28 148	4 565	8 551	9 832	4 016	1 184	15 221	3 751	7 870	3 600
湖南省	66	35 429	23 999	3 774	7 120	8 399	3 969	737	11 430	3 059	5 239	3 132
广东省	37	45 149	20 280	3 518	5 945	7 650	2 449	718	24 869	5 408	9 655	9 806
广西壮族自治区	27	17 399	8 695	963	2 151	3 647	1 768	166	8 704	1 904	3 617	3 183
海南省	12	3 596	2 274	275	511	704	712	72	1 322	292	476	554
重庆市	26	15 590	10 272	1 342	3 187	4 282	1 192	269	5 318	1 371	2 679	1 268
四川省	38	31 360	20 113	2 964	5 554	7 818	3 445	332	11 247	2 636	5 106	3 505
贵州省	33	10 408	7 501	664	2 149	3 332	1 111	245	2 907	1 044	1 324	539
云南省	41	15 574	9 911	1 158	2 701	3 851	1 923	278	5 663	1 543	2 327	1 793
西藏自治区	3	756	619	36	141	277	154	11	137	18	82	37
陕西省	34	30 860	19 495	3 342	5 496	7 365	2 817	475	11 365	3 196	5 412	2 757
甘肃省	25	9 183	7 401	928	2 093	2 826	1 495	59	1 782	434	934	414
青海省	8	3 969	1 951	274	692	557	381	47	2 018	358	750	910
宁夏回族自治区	11	4 783	2 368	280	643	925	395	125	2 415	739	989	687
新疆维吾尔自治区	23	11 386	6 274	574	1 851	2 651	923	275	5 112	1 027	2 439	1 646

表7　部委高等学校教学与科研人员中科学家与工程师职务(职称)　　单位:人

	学校数(所)	合计	教师系列						其他技术职务系列			
			小计	教授	副教授	讲师	助教	其他	小计	高级	中级	初级
合计	**90**	**219 767**	**114 430**	**28 129**	**37 109**	**38 271**	**8 827**	**2 094**	**105 337**	**25 829**	**49 803**	**29 705**
中央办公厅	1	212	102	14	43	42	3	0	110	26	59	25
国家民族事务委员会	6	2 049	1 523	211	477	482	308	45	526	123	212	191
公安部	2	699	591	66	161	272	92	0	108	19	59	30
工业和信息化部	7	15 677	10 651	2 667	3 666	3 792	436	90	5 026	1 937	2 288	801
交通运输部	1	1 560	1 055	261	423	292	79	0	505	179	208	118
教育部	64	190 797	96 178	24 081	31 271	31 761	7 154	1 911	94 619	22 499	45 214	26 906
中国民用航空总局	3	2 663	1 277	124	193	564	380	16	1 386	109	449	828
中国地震局	1	348	282	14	47	111	110	0	66	31	20	15
国务院侨务办公室	2	3 186	1 294	266	377	527	108	16	1 892	446	757	689
国家安全生产监督管理总局	1	570	411	74	76	153	103	5	159	66	63	30
中国科学院	1	1 735	845	341	305	172	19	8	890	386	448	56
总装备部	1	271	221	10	70	103	35	3	50	8	26	16

表 8　地方高等学校教学与科研人员中科学家与工程师职务(职称)　　单位:人

	学校数(所)	合计	教师系列						其他技术职务系列			
			小计	教授	副教授	讲师	助教	其他	小计	高级	中级	初级
合计	**898**	**541 525**	**328 630**	**43 598**	**90 516**	**125 569**	**60 688**	**8 259**	**212 895**	**50 919**	**88 984**	**72 992**
北京市	19	22 635	6 230	1 019	2 202	2 383	526	100	16 405	2 875	6 355	7 175
天津市	11	13 802	4 170	799	1 228	1 620	409	114	9 632	2 064	3 836	3 732
河北省	34	26 892	16 183	2 903	4 504	5 250	3 255	271	10 709	2 963	4 673	3 073
山西省	18	13 826	8 915	1 307	2 212	3 497	1 610	289	4 911	1 428	2 121	1 362
内蒙古自治区	14	10 687	5 935	884	1 739	1 766	1 381	165	4 752	1 331	1 892	1 529
辽宁省	40	30 617	19 716	3 282	5 384	7 495	3 240	315	10 901	3 147	4 868	2 886
吉林省	28	15 180	9 644	1 261	2 971	2 976	2 349	87	5 536	1 558	2 398	1 580
黑龙江省	35	26 861	15 472	2 839	4 307	4 878	3 062	386	11 389	2 865	4 759	3 765
上海市	11	13 241	6 620	934	1 783	3 086	635	182	6 621	1 204	2 837	2 580
江苏省	47	31 375	21 726	2 731	5 995	9 831	2 937	232	9 649	2 342	4 162	3 145
浙江省	23	20 857	12 142	1 858	3 500	5 292	1 197	295	8 715	1 660	3 405	3 650
安徽省	65	25 130	16 105	1 506	3 840	6 747	3 533	479	9 025	1 784	3 726	3 515
福建省	19	12 699	6 598	961	1 800	2 383	1 328	126	6 101	1 192	2 456	2 453
江西省	21	17 153	11 172	1 719	2 917	4 086	2 312	138	5 981	1 018	2 324	2 639
山东省	40	29 768	19 716	2 635	5 493	7 066	3 872	650	10 052	2 788	4 189	3 075
河南省	68	34 802	25 087	2 380	6 096	9 325	6 653	633	9 715	2 260	4 238	3 217
湖北省	44	20 863	14 637	1 384	4 188	5 516	2 896	653	6 226	1 788	2 904	1 534
湖南省	63	24 655	17 581	2 488	5 420	6 119	3 046	508	7 074	2 092	3 141	1 841
广东省	33	31 047	15 244	2 288	4 281	6 004	2 047	624	15 803	3 766	5 750	6 287
广西壮族自治区	27	17 399	8 695	963	2 151	3 647	1 768	166	8 704	1 904	3 617	3 183
海南省	12	3 596	2 274	275	511	704	712	72	1 322	292	476	554
重庆市	24	10 953	6 912	792	2 127	2 842	921	230	4 041	1 059	1 945	1 037
四川省	33	16 911	12 316	1 284	3 328	5 019	2 509	176	4 595	1 096	1 875	1 624
贵州省	33	10 408	7 501	664	2 149	3 332	1 111	245	2 907	1 044	1 324	539
云南省	41	15 574	9 911	1 158	2 701	3 851	1 923	278	5 663	1 543	2 327	1 793
西藏自治区	3	756	619	36	141	277	154	11	137	18	82	37
陕西省	28	16 887	11 337	1 526	2 741	4 390	2 321	359	5 550	1 377	2 464	1 709
甘肃省	23	7 112	5 811	618	1 674	2 162	1 303	54	1 301	359	686	256
青海省	8	3 969	1 951	274	692	557	381	47	2 018	358	750	910
宁夏回族自治区	10	4 484	2 136	256	590	817	374	99	2 348	717	965	666
新疆维吾尔自治区	23	11 386	6 274	574	1 851	2 651	923	275	5 112	1 027	2 439	1 646

二、科 技 经 费

	学校数（所）	拨入经费					
		合计	科研事业费	主管部门专项费	其他政府部门专项费	企事业单位委托经费	各种收入中转为科技经费
合计	**975**	**72 773 500**	**4 651 404**	**8 480 735**	**27 164 006**	**27 548 395**	**4 120 444**
按学校规格分							
"211"及省部共建高等学校	108	50 861 523	2 524 418	5 967 202	20 971 080	19 053 604	1 730 630
其他本科高等学校	527	21 398 184	2 012 098	2 423 444	6 103 067	8 369 643	2 304 721
高等专科学校	340	513 793	114 888	90 089	89 859	125 148	85 093
按学校隶属分							
部委院校	26	8 257 641	410 929	1 342 789	3 583 904	2 652 329	248 982
教育部直属院校	64	38 344 993	1 753 895	3 971 306	15 918 369	14 911 782	1 210 586
地方院校	885	26 170 866	2 486 580	3 166 640	7 661 733	9 984 284	2 660 876
按学校类型分							
综合大学	214	23 198 005	1 662 521	2 443 788	9 999 972	7 792 904	994 682
工科院校	388	37 917 099	1 632 844	4 202 365	11 556 661	18 325 429	1 797 816
农林院校	67	5 092 260	291 004	655 462	3 196 886	597 654	316 424
医药院校	104	3 221 263	710 889	493 762	1 349 604	175 536	457 674
师范院校	140	2 879 178	297 479	577 878	938 410	572 257	463 075
其　他	62	465 695	56 667	107 480	122 473	84 615	90 773

学校科技经费

单位：千元

其他	支出经费							
	合计	内部支出						转拨给外单位经费
		小计	科研人员费	业务费	固定资产购置费	上缴税金	其他	
808 516	**65 738 631**	**60 078 317**	**10 087 595**	**32 649 972**	**11 907 205**	**767 077**	**4 666 468**	**5 660 314**
614 589	45 498 828	41 113 228	6 782 505	23 061 400	7 308 449	476 039	3 484 835	4 385 600
185 211	19 774 399	18 510 976	3 181 435	9 431 562	4 464 373	284 561	1 149 045	1 263 423
8 716	465 404	454 113	123 655	157 010	134 383	6 477	32 588	11 291
18 708	7 589 088	6 956 397	792 959	4 195 075	1 116 670	47 846	803 847	632 691
579 055	33 996 952	30 444 063	5 419 837	17 113 002	4 979 375	380 071	2 551 778	3 552 889
210 753	24 152 591	22 677 857	3 874 799	11 341 895	5 811 160	339 160	1 310 843	1 474 734
304 138	20 712 864	19 134 261	3 799 977	9 502 037	4 093 712	239 345	1 499 190	1 578 603
401 984	34 517 380	31 408 410	4 731 763	18 026 167	5 523 757	433 627	2 693 096	3 108 970
34 830	4 374 947	3 775 641	454 023	2 430 102	650 066	27 654	213 796	599 306
33 798	2 887 020	2 646 065	597 576	1 188 964	694 593	29 702	135 230	240 955
30 079	2 816 467	2 689 519	417 134	1 300 913	829 324	32 728	109 420	126 948
3 687	429 953	424 421	87 122	201 789	115 753	4 021	15 736	5 532

	学校数(所)	拨入经费					
		合计	科研事业费	主管部门专项费	其他政府部门专项费	企事业单位委托经费	各种收入中转为科技经费
合计	**975**	**72 773 500**	**4 651 404**	**8 480 735**	**27 164 006**	**27 548 395**	**4 120 444**
北京市	40	12 393 810	338 620	2 012 376	5 349 182	4 028 287	397 683
天津市	14	2 114 392	194 287	237 509	715 997	791 822	161 949
河北省	37	1 120 414	90 328	58 387	329 096	555 420	86 804
山西省	17	534 587	51 392	55 500	173 036	211 566	42 363
内蒙古自治区	14	321 913	29 689	26 594	183 938	58 878	22 074
辽宁省	44	3 239 352	199 882	298 354	734 370	1 805 362	156 877
吉林省	30	1 525 589	112 861	230 848	593 958	534 032	37 396
黑龙江省	37	3 107 047	254 492	458 826	1 315 168	978 016	95 806
上海市	17	7 208 808	490 228	931 155	2 640 863	2 761 789	295 398
江苏省	56	7 091 250	449 401	757 046	2 109 344	3 315 378	427 356
浙江省	25	3 939 796	149 092	264 221	1 797 437	1 318 846	356 934
安徽省	62	2 041 379	329 194	487 585	553 523	490 537	157 533
福建省	21	988 412	37 698	187 945	462 176	210 937	89 415
江西省	21	819 340	42 490	72 023	292 024	322 432	57 416
山东省	42	2 325 005	284 109	147 072	958 380	754 942	151 002
河南省	68	1 090 191	47 195	91 353	263 059	493 242	185 742
湖北省	51	4 374 204	188 530	553 618	1 716 374	1 704 466	189 526
湖南省	66	2 633 396	156 743	224 004	1 054 129	807 071	360 628
广东省	37	3 549 892	293 056	536 230	1 617 560	863 598	220 187
广西壮族自治区	27	695 787	90 436	79 686	271 867	181 579	70 249
海南省	12	91 731	14 747	24 215	32 514	9 761	10 397
重庆市	26	1 362 093	91 823	104 280	457 429	585 268	104 525
四川省	38	3 755 353	307 914	110 290	940 204	2 162 698	202 416
贵州省	33	248 941	15 662	8 196	128 089	72 825	20 180
云南省	39	661 498	42 716	55 386	270 364	215 467	46 283
西藏自治区	2	21 637	7 069	97	14 457	0	10
陕西省	34	4 665 208	250 175	375 948	1 795 555	2 070 847	144 531
甘肃省	25	512 468	21 681	65 307	194 295	215 421	14 151
青海省	6	83 711	30 302	6 525	44 054	1 195	1 635
宁夏回族自治区	11	89 330	20 331	12 013	46 062	7 218	3 526
新疆维吾尔自治区	23	166 966	19 261	8 146	109 502	19 495	10 452

学校科技经费

单位:千元

其他	支出经费							
	合计	内部支出						转拨给外单位经费
		小计	科研人员费	业务费	固定资产购置费	上缴税金	其他	
808 516	**65 738 631**	**60 078 317**	**10 087 595**	**32 649 972**	**11 907 205**	**767 077**	**4 666 468**	**5 660 314**
267 662	10 775 370	8 811 846	1 320 895	5 418 983	1 464 696	127 493	479 779	1 963 524
12 828	1 942 346	1 911 005	413 395	1 093 220	266 433	9 391	128 566	31 341
379	1 073 998	995 721	112 705	597 177	243 559	7 149	35 131	78 277
730	557 110	542 164	95 060	275 500	102 377	7 854	61 373	14 946
740	287 871	261 976	31 419	160 283	46 664	1 687	21 923	25 895
44 507	3 100 552	2 997 410	343 241	1 984 088	341 778	55 321	272 982	103 142
16 494	1 380 627	1 351 917	188 633	702 203	187 271	45 989	227 821	28 710
4 739	2 503 876	2 445 247	392 345	1 377 337	390 798	10 369	274 398	58 629
89 375	6 592 167	6 099 911	1 312 833	3 096 626	1 358 320	22 562	309 570	492 256
32 725	6 509 851	6 122 822	929 709	2 682 901	2 012 653	99 690	397 869	387 029
53 266	3 384 753	3 119 293	531 131	1 608 713	743 517	35 437	200 495	265 460
23 007	1 969 542	1 844 384	397 827	822 658	472 926	14 884	136 089	125 158
241	828 746	741 277	107 412	315 315	279 813	1 809	36 928	87 469
32 955	753 239	706 066	128 985	223 182	226 316	25 749	101 834	47 173
29 500	2 107 174	1 898 671	288 334	994 170	412 005	35 363	168 799	208 503
9 600	1 045 200	994 113	85 431	705 822	174 015	7 662	21 183	51 087
21 690	3 881 375	3 619 330	435 321	1 978 827	657 653	45 110	502 419	262 045
30 821	2 333 788	2 169 079	293 028	1 355 399	376 568	33 744	110 340	164 709
19 261	3 115 206	2 779 083	517 494	1 349 089	581 137	20 837	310 526	336 123
1 970	644 713	570 869	155 294	294 129	92 702	8 098	20 646	73 844
97	91 969	89 707	9 611	57 711	19 678	676	2 031	2 262
18 768	1 302 315	1 259 671	288 957	469 151	313 474	42 777	145 312	42 644
31 831	3 630 818	3 289 320	907 993	1 655 971	506 736	47 336	171 284	341 498
3 989	238 868	224 371	48 506	119 453	43 093	2 417	10 902	14 497
31 282	567 464	540 594	70 811	339 277	81 531	3 539	45 436	26 870
4	19 491	17 022	1 219	13 889	1 020	48	846	2 469
28 152	4 316 982	3 943 442	555 955	2 497 509	395 605	47 206	447 167	373 540
1 613	510 584	486 411	59 592	350 531	61 401	4 690	10 197	24 173
0	69 307	68 424	23 770	29 279	13 443	160	1 772	883
180	53 369	34 480	14 642	12 334	4 454	218	2 832	18 889
110	149 960	142 691	26 047	69 245	35 569	1 812	10 018	7 269

	学校数（所）	拨入经费					
		合计	科研事业费	主管部门专项费	其他政府部门专项费	企事业单位委托经费	各种收入中转为科技经费
合计	**90**	**46 602 634**	**2 164 824**	**5 314 095**	**19 502 273**	**17 564 111**	**1 459 568**
中央办公厅	1	12 096	4 655	3 500	2 441	0	1 500
国家民族事务委员会	6	79 507	15 506	14 610	25 634	13 913	9 844
公安部	2	7 970	4 839	1 675	889	25	542
工业和信息化部	7	6 661 916	251 681	790 510	3 012 897	2 374 333	216 357
交通运输部	1	233 408	8 426	63 752	69 235	91 995	0
教育部	64	38 344 993	1 753 895	3 971 306	15 918 369	14 911 782	1 210 586
中国民用航空总局	3	96 675	6 937	17 092	21 871	37 997	12 778
中国地震局	1	2 277	381	1 204	572	0	120
国务院侨务办公室	2	322 255	20 249	62 580	140 665	92 750	5 708
国家安全生产监督管理总局	1	26 470	502	400	2 242	21 233	2 093
中国科学院	1	814 067	97 553	387 266	307 258	19 723	0
总装备部	1	1 000	200	200	200	360	40

学校科技经费

单位:千元

其他	支出经费							
	合计	内部支出						转拨给外单位经费
		小计	科研人员费	业务费	固定资产购置费	上缴税金	其他	
597 763	**41 586 040**	**37 400 460**	**6 212 796**	**21 308 077**	**6 096 045**	**427 917**	**3 355 625**	**4 185 580**
0	8 170	8 170	1 505	120	6 381	164	0	0
0	73 920	72 928	13 355	22 631	32 516	1 400	3 026	992
0	8 050	7 500	4 930	865	1 120	8	577	550
16 138	6 111 385	5 526 549	503 070	3 548 078	830 647	35 333	609 421	584 836
0	160 722	151 016	20 835	52 555	36 053	9 097	32 476	9 706
579 055	33 996 952	30 444 063	5 419 837	17 113 002	4 979 375	380 071	2 551 778	3 552 889
0	81 351	75 728	9 688	44 437	15 573	294	5 736	5 623
0	3 306	3 092	650	1 777	420	92	153	214
303	318 042	304 863	25 582	165 977	24 814	1 195	87 295	13 179
0	20 544	20 061	3 678	12 301	3 087	193	802	483
2 267	802 657	785 809	209 466	346 214	165 898	0	64 231	16 848
0	941	681	200	120	161	70	130	260

	学校数(所)	拨入经费					
		合计	科研事业费	主管部门专项费	其他政府部门专项费	企事业单位委托经费	各种收入中转为科技经费
合计	**885**	**26 170 866**	**2 486 580**	**3 166 640**	**7 661 733**	**9 984 284**	**2 660 876**
北京市	19	1 462 661	77 933	754 933	248 480	340 465	39 221
天津市	11	686 166	106 786	0	215 504	221 169	141 351
河北省	34	1 084 447	84 642	55 108	325 943	534 162	84 213
山西省	17	534 587	51 392	55 500	173 036	211 566	42 363
内蒙古自治区	14	321 913	29 689	26 594	183 938	58 878	22 074
辽宁省	40	1 403 299	143 358	109 678	380 866	620 533	127 367
吉林省	28	583 596	61 512	54 299	247 811	174 463	32 556
黑龙江省	34	874 039	143 898	152 046	212 812	291 385	73 274
上海市	11	1 784 037	106 718	216 056	372 362	914 954	165 423
江苏省	47	2 551 198	209 543	276 992	604 660	1 246 114	211 004
浙江省	23	1 582 413	69 369	143 020	520 261	556 179	292 045
安徽省	60	879 229	213 705	82 359	169 711	261 369	132 873
福建省	19	601 564	29 367	141 839	241 624	101 345	87 198
江西省	21	819 340	42 490	72 023	292 024	322 432	57 416
山东省	39	1 254 428	195 212	98 433	396 959	421 868	130 240
河南省	68	1 090 191	47 195	91 353	263 059	493 242	185 742
湖北省	44	796 459	50 286	54 941	167 943	468 305	53 448
湖南省	63	948 283	51 456	61 762	308 112	342 096	176 103
广东省	33	1 621 272	169 907	232 076	683 536	342 374	185 278
广西壮族自治区	27	695 787	90 436	79 686	271 867	181 579	70 249
海南省	12	91 731	14 747	24 215	32 514	9 761	10 397
重庆市	24	625 934	47 062	53 423	174 723	272 982	74 400
四川省	33	1 166 668	217 528	64 343	195 900	569 238	112 518
贵州省	33	248 941	15 662	8 196	128 089	72 825	20 180
云南省	39	661 498	42 716	55 386	270 364	215 467	46 283
西藏自治区	2	21 637	7 069	97	14 457	0	10
陕西省	28	1 166 755	89 713	173 285	261 212	565 264	59 568
甘肃省	23	292 927	12 395	12 063	108 833	146 415	13 221
青海省	6	83 711	30 302	6 525	44 054	1 195	1 635
宁夏回族自治区	10	69 189	15 231	2 263	41 577	7 164	2 774
新疆维吾尔自治区	23	166 966	19 261	8 146	109 502	19 495	10 452

学校科技经费

单位:千元

其他	支出经费 合计	内部支出 小计	科研人员费	业务费	固定资产购置费	上缴税金	其他	转拨给外单位经费
210 753	**24 152 591**	**22 677 857**	**3 874 799**	**11 337 781**	**5 811 160**	**339 160**	**1 310 843**	**1 474 734**
1 629	1 495 132	1 303 222	147 144	584 060	543 594	9 800	18 624	191 910
1 356	674 905	661 189	122 615	364 493	144 805	8 742	20 534	13 716
379	1 043 028	965 998	103 574	582 494	239 382	6 864	33 684	77 030
730	557 110	542 164	95 060	275 500	102 377	7 854	61 373	14 946
740	287 871	261 976	31 419	160 283	46 664	1 687	21 923	25 895
21 497	1 346 245	1 285 938	176 571	823 258	175 007	24 169	86 933	60 307
12 955	525 249	518 679	84 536	236 344	95 507	15 691	86 601	6 570
624	791 065	753 759	193 826	357 742	144 189	9 512	48 490	37 306
8 524	1 569 759	1 484 953	338 941	725 070	357 528	12 133	51 281	84 806
2 885	2 461 499	2 339 371	349 801	934 811	893 082	44 887	116 790	122 128
1 539	1 359 905	1 322 874	267 664	624 631	328 586	24 891	77 102	37 031
19 212	817 802	765 392	170 425	304 537	243 018	6 754	40 658	52 410
191	541 651	496 151	61 669	214 126	199 713	1 786	18 857	45 500
32 955	753 239	706 066	128 985	223 182	226 316	25 749	101 834	47 173
11 716	1 166 304	1 076 087	189 754	462 301	332 226	10 972	80 834	90 217
9 600	1 045 200	994 113	85 431	705 822	174 015	7 662	21 183	51 087
1 536	770 918	764 309	113 288	388 307	187 006	16 172	59 536	6 609
8 754	843 723	779 116	105 182	401 813	223 027	13 083	36 011	64 607
8 101	1 495 690	1 354 452	211 085	697 780	346 043	10 968	88 576	141 238
1 970	644 713	570 869	155 294	294 129	92 702	8 098	20 646	73 844
97	91 969	89 707	9 611	57 711	19 678	676	2 031	2 262
3 344	588 343	564 277	141 849	253 187	112 317	15 449	41 475	24 066
7 141	969 745	911 404	228 345	413 600	192 723	26 065	50 671	58 341
3 989	238 868	224 371	48 506	119 453	43 093	2 417	10 902	14 497
31 282	567 464	540 594	70 811	339 277	81 531	3 539	45 436	26 870
4	19 491	17 022	1 219	13 889	1 020	48	846	2 469
17 713	945 609	890 047	146 215	510 126	171 026	17 418	45 262	55 562
0	274 060	254 764	33 120	166 433	42 319	3 944	8 948	19 296
0	69 307	68 424	23 770	29 279	13 443	160	1 772	883
180	46 767	27 878	13 042	9 012	3 654	158	2 012	18 889
110	149 960	142 691	26 047	69 245	35 569	1 812	10 018	7 269

表 13　各类高等学校研究与发展经费　　单位:千元

	合计		基础研究		应用研究		试验发展	
	当年拨入	当年支出	当年拨入	当年支出	当年拨入	当年支出	当年拨入	当年支出
合计	**47 445 961**	**36 315 472**	**13 902 232**	**10 568 288**	**25 429 773**	**19 302 426**	**8 113 956**	**6 444 758**
按学校规格分								
"211"及省部共建高等学校	34 944 545	26 305 097	10 850 235	8 197 944	17 860 439	13 225 653	6 233 871	4 881 500
其他本科高等学校	12 292 278	9 849 369	3 035 610	2 357 334	7 392 891	5 940 999	1 863 777	1 551 036
高等专科学校	209 138	161 006	16 387	13 010	176 443	135 774	16 308	12 222
按学校隶属分								
部委院校	5 665 130	4 121 893	1 886 345	1 407 803	2 701 736	2 056 730	1 077 049	657 360
教育部直属院校	26 790 615	20 153 825	8 313 460	6 275 863	13 565 645	9 837 659	4 911 510	4 040 303
地方院校	14 990 216	12 039 754	3 702 427	2 884 622	9 162 392	7 408 037	2 125 397	1 747 095
按学校类型分								
综合大学	15 456 912	11 715 302	5 871 903	4 406 828	7 184 336	5 345 845	2 400 673	1 962 629
工科院校	24 932 772	19 268 427	5 275 336	3 938 184	14 502 986	11 275 840	5 154 450	4 054 403
农林院校	3 648 408	2 732 786	1 135 660	1 005 053	2 179 650	1 481 390	333 098	246 343
医药院校	1 690 544	1 254 913	843 078	632 633	775 265	569 953	72 201	52 327
师范院校	1 536 854	1 222 110	740 289	563 555	672 011	548 338	124 554	110 217
其　他	180 471	121 934	35 966	22 035	115 525	81 060	28 980	18 839

表 14　分地区高等学校研究与发展经费　　　单位：千元

	合计		基础研究		应用研究		试验发展	
	当年拨入	当年支出	当年拨入	当年支出	当年拨入	当年支出	当年拨入	当年支出
合计	**47 445 961**	**36 315 472**	**13 902 232**	**10 568 288**	**25 429 773**	**19 302 426**	**8 113 956**	**6 444 758**
北京市	9 310 258	6 643 104	2 592 047	1 917 532	5 745 025	4 071 060	973 186	654 512
天津市	1 608 743	1 419 601	430 530	375 752	809 830	711 594	368 383	332 255
河北省	583 427	505 017	145 491	122 178	418 807	368 129	19 129	14 710
山西省	411 463	363 965	131 425	122 023	271 911	224 419	8 127	17 523
内蒙古自治区	249 089	164 305	46 501	29 793	99 801	70 519	102 787	63 993
辽宁省	2 334 082	1 966 706	359 944	251 554	1 140 179	933 429	833 959	781 723
吉林省	1 238 270	1 107 533	644 409	617 733	472 857	372 369	121 004	117 431
黑龙江省	2 315 048	1 696 938	1 193 912	854 974	860 975	653 398	260 161	188 566
上海市	3 973 985	2 901 826	1 350 094	911 133	2 232 784	1 674 807	391 107	315 886
江苏省	4 083 242	3 131 013	1 290 450	998 116	2 166 533	1 659 808	626 259	473 089
浙江省	2 454 780	1 455 204	766 295	366 072	1 237 218	778 178	451 267	310 954
安徽省	1 053 486	865 143	412 983	322 608	379 315	295 383	261 188	247 152
福建省	680 274	503 806	120 170	83 440	480 838	346 809	79 266	73 557
江西省	550 149	477 381	153 587	133 326	334 658	291 692	61 904	52 363
山东省	1 384 468	1 136 055	428 638	374 648	769 534	619 729	186 296	141 678
河南省	680 961	534 162	182 771	141 645	346 467	266 768	151 723	125 749
湖北省	2 769 715	2 057 980	523 590	421 952	1 390 369	960 340	855 756	675 688
湖南省	1 570 047	1 237 451	476 546	374 018	993 192	777 779	100 309	85 654
广东省	2 044 018	1 432 126	697 986	479 715	995 467	701 722	350 565	250 689
广西壮族自治区	481 031	374 582	159 729	131 563	269 166	214 613	52 136	28 406
海南省	42 803	38 171	15 932	15 314	18 499	14 806	8 372	8 051
重庆市	851 598	754 199	262 296	216 332	261 207	237 498	328 095	300 369
四川省	2 897 453	2 634 501	553 716	488 269	1 616 398	1 437 927	727 339	708 305
贵州省	210 658	191 515	50 484	40 014	150 690	143 390	9 484	8 111
云南省	484 148	363 757	123 581	91 352	335 161	250 293	25 406	22 112
西藏自治区	13 949	14 028	2 323	2 058	11 572	11 930	54	40
陕西省	2 545 526	1 799 900	604 319	500 206	1 216 306	875 856	724 901	423 838
甘肃省	419 296	409 719	119 224	143 038	295 474	263 079	4 598	3 602
青海省	33 434	18 103	5 744	3 137	19 763	11 365	7 927	3 601
宁夏回族自治区	48 397	31 017	21 797	13 491	18 701	12 756	7 899	4 770
新疆维吾尔自治区	122 163	86 664	35 718	25 302	71 076	50 981	15 369	10 381

表15　部委高等学校研究与发展经费　　单位:千元

	合计		基础研究		应用研究		试验发展	
	当年拨入	当年支出	当年拨入	当年支出	当年拨入	当年支出	当年拨入	当年支出
合计	**32 455 745**	**24 275 718**	**10 199 805**	**7 683 666**	**16 267 381**	**11 894 389**	**5 988 559**	**4 697 663**
中央办公厅	2 947	1 631	0	0	2 947	1 631	0	0
国家民族事务委员会	43 514	25 412	14 929	6 877	23 202	15 195	5 383	3 340
公安部	1 649	1 017	271	216	875	492	503	309
工业和信息化部	4 891 089	3 537 904	1 526 412	1 130 581	2 361 584	1 791 312	1 003 093	616 011
交通运输部	160 975	127 049	44 608	34 712	116 262	92 232	105	105
教育部	26 790 615	20 153 825	8 313 460	6 275 863	13 565 645	9 837 659	4 911 510	4 040 303
中国民用航空总局	74 831	52 395	3 687	1 996	69 345	48 976	1 799	1 423
中国地震局	1 776	2 925	464	813	1 312	2 112	0	0
国务院侨务办公室	120 559	81 718	26 691	18 115	28 681	31 083	65 187	32 520
国家安全生产监督管理总局	24 944	19 936	1 460	1 152	23 204	18 521	280	263
中国科学院	341 867	270 965	267 823	213 341	73 345	54 235	699	3 389
总装备部	979	941	0	0	979	941	0	0

表 16　地方高等学校研究与发展经费　　单位：千元

	合计		基础研究		应用研究		试验发展	
	当年拨入	当年支出	当年拨入	当年支出	当年拨入	当年支出	当年拨入	当年支出
合计	**15 121 108**	**12 119 353**	**3 827 364**	**2 959 286**	**9 168 347**	**7 412 972**	**2 125 397**	**1 747 095**
北京市	680 043	648 101	98 896	87 236	543 958	530 264	37 189	30 601
天津市	441 637	401 304	74 083	55 741	232 006	215 900	135 548	129 663
河北省	555 608	481 308	143 346	120 020	393 916	347 150	18 346	14 138
山西省	411 463	363 965	131 425	122 023	271 911	224 419	8 127	17 523
内蒙古自治区	249 089	164 305	46 501	29 793	99 801	70 519	102 787	63 993
辽宁省	951 285	776 180	176 668	131 671	595 282	487 301	179 335	157 208
吉林省	401 625	317 199	90 889	69 784	257 202	196 849	53 534	50 566
黑龙江省	446 279	335 972	188 263	145 611	229 453	169 322	28 563	21 039
上海市	904 406	701 011	135 475	100 237	626 247	485 025	142 684	115 749
江苏省	1 285 560	1 108 475	353 650	289 406	733 652	646 652	198 258	172 417
浙江省	827 842	575 692	216 584	152 592	453 196	318 076	158 062	105 024
安徽省	425 830	329 386	134 455	99 365	219 577	161 740	71 798	68 281
福建省	333 927	253 919	34 251	22 580	253 365	183 355	46 311	47 984
江西省	550 149	477 381	153 587	133 326	334 658	291 692	61 904	52 363
山东省	617 633	482 595	174 398	140 387	398 306	314 325	44 929	27 883
河南省	680 961	534 162	182 771	141 645	346 467	266 768	151 723	125 749
湖北省	579 273	484 505	115 712	85 826	260 392	220 284	203 169	178 395
湖南省	549 968	399 086	146 773	103 634	369 514	266 860	33 681	28 592
广东省	849 808	596 853	301 407	214 825	458 730	327 905	89 671	54 123
广西壮族自治区	481 031	374 582	159 729	131 563	269 166	214 613	52 136	28 406
海南省	42 803	38 171	15 932	15 314	18 499	14 806	8 372	8 051
重庆市	323 168	296 966	64 411	51 563	153 871	146 705	104 886	98 698
四川省	930 330	715 587	288 438	218 411	581 693	446 539	60 199	50 637
贵州省	210 658	191 515	50 484	40 014	150 690	143 390	9 484	8 111
云南省	484 148	363 757	123 581	91 352	335 161	250 293	25 406	22 112
西藏自治区	13 949	14 028	2 323	2 058	11 572	11 930	54	40
陕西省	457 995	356 440	140 640	107 214	253 907	201 831	63 448	47 395
甘肃省	235 515	203 505	20 562	15 124	210 355	184 779	4 598	3 602
青海省	33 434	18 103	5 744	3 137	19 763	11 365	7 927	3 601
宁夏回族自治区	43 528	28 636	20 668	12 532	14 961	11 334	7 899	4 770
新疆维吾尔自治区	122 163	86 664	35 718	25 302	71 076	50 981	15 369	10 381

表 17　各类高等学校 R&D 成果应用及科技服务经费　　单位:千元

	合计		R&D 成果应用		科技服务	
	当年拨入	当年支出	当年拨入	当年支出	当年拨入	当年支出
合计	**10 784 261**	**8 950 837**	**5 751 010**	**4 693 095**	**5 033 251**	**4 257 742**
按学校规格分						
“211”及省部共建高等学校	6 922 740	5 638 255	3 547 493	2 812 956	3 375 247	2 825 299
其他本科高等学校	3 788 628	3 258 452	2 184 774	1 867 673	1 603 854	1 390 779
高等专科学校	72 893	54 130	18 743	12 466	54 150	41 664
按学校隶属分						
部委院校	876 832	666 790	582 527	416 033	294 305	250 757
教育部直属院校	5 265 897	4 307 825	2 469 042	1 984 991	2 796 855	2 322 834
地方院校	4 641 532	3 976 222	2 699 441	2 292 071	1 942 091	1 684 151
按学校类型分						
综合大学	3 500 640	2 967 852	1 783 104	1 414 286	1 717 536	1 553 566
工科院校	6 258 495	5 090 036	3 394 396	2 767 873	2 864 099	2 322 163
农林院校	596 170	495 974	307 082	270 863	289 088	225 111
医药院校	97 412	77 740	60 621	47 453	36 791	30 287
师范院校	292 634	285 948	193 983	183 193	98 651	102 755
其　他	38 910	33 287	11 824	9 427	27 086	23 860

表 18　分地区高等学校 R&D 成果应用及科技服务经费　单位:千元

	合计		R&D 成果应用		科技服务	
	当年拨入	当年支出	当年拨入	当年支出	当年拨入	当年支出
合计	**10 784 261**	**8 950 837**	**5 751 010**	**4 693 095**	**5 033 251**	**4 257 742**
北京市	939 800	567 287	544 525	352 868	395 275	214 419
天津市	139 453	116 608	85 722	71 194	53 731	45 414
河北省	393 340	370 082	351 196	334 626	42 144	35 456
山西省	26 467	26 040	18 001	18 773	8 466	7 267
内蒙古自治区	14 718	6 139	6 928	4 202	7 790	1 937
辽宁省	374 059	314 499	190 941	154 965	183 118	159 534
吉林省	106 250	83 935	64 966	44 667	41 284	39 268
黑龙江省	417 750	343 600	174 613	144 217	243 137	199 383
上海市	1 568 184	1 289 697	931 526	736 432	636 658	553 265
江苏省	1 661 453	1 348 573	744 828	650 093	916 625	698 480
浙江省	625 791	645 856	409 077	312 822	216 714	333 034
安徽省	75 594	64 941	41 409	36 609	34 185	28 332
福建省	127 101	92 199	87 638	70 588	39 463	21 611
江西省	156 004	147 101	28 328	27 213	127 676	119 888
山东省	394 846	337 816	168 558	129 108	226 288	208 708
河南省	313 669	338 922	197 435	194 899	116 234	144 023
湖北省	620 523	517 404	235 128	208 952	385 395	308 452
湖南省	558 880	455 866	251 921	195 627	306 959	260 239
广东省	562 815	457 570	199 415	169 627	363 400	287 943
广西壮族自治区	51 516	48 179	20 957	21 629	30 559	26 550
海南省	3 561	3 451	2 490	2 399	1 071	1 052
重庆市	276 157	246 128	170 327	156 819	105 830	89 309
四川省	158 980	136 354	96 072	77 744	62 908	58 610
贵州省	8 207	10 316	1 501	1 418	6 706	8 898
云南省	33 035	22 811	15 913	10 588	17 122	12 223
西藏自治区	619	400	615	396	4	4
陕西省	1 105 336	897 508	666 107	519 353	439 229	378 155
甘肃省	31 337	33 513	13 845	21 742	17 492	11 771
青海省	10 568	8 094	5 750	5 338	4 818	2 756
宁夏回族自治区	7 140	5 303	6 940	5 181	200	122
新疆维吾尔自治区	21 108	14 645	18 338	13 006	2 770	1 639

表19　部委高等学校R&D成果应用及科技服务经费　　单位:千元

	合计		R&D成果应用		科技服务	
	当年拨入	当年支出	当年拨入	当年支出	当年拨入	当年支出
合计	**6 142 729**	**4 974 615**	**3 051 569**	**2 401 024**	**3 091 160**	**2 573 591**
国家民族事务委员会	4 281	3 052	3 150	2 470	1 131	582
公安部	605	478	605	478	0	0
工业和信息化部	787 169	583 645	563 379	404 302	223 790	179 343
交通运输部	1 007	547	0	0	1 007	547
教育部	5 265 897	4 307 825	2 469 042	1 984 991	2 796 855	2 322 834
中国民用航空总局	854	880	704	736	150	144
国务院侨务办公室	81 733	77 774	14 024	7 788	67 709	69 986
国家安全生产监督管理总局	400	106	0	0	400	106
中国科学院	783	308	665	259	118	49

表 20　地方高等学校 R&D 成果应用及科技服务经费　　单位:千元

	合计		R&D 成果应用		科技服务	
	当年拨入	当年支出	当年拨入	当年支出	当年拨入	当年支出
合计	**4 641 532**	**3 976 222**	**2 699 441**	**2 292 071**	**1 942 091**	**1 684 151**
北京市	51 869	45 875	40 135	36 744	11 734	9 131
天津市	34 746	32 829	27 690	25 064	7 056	7 765
河北省	392 335	369 498	350 591	334 148	41 744	35 350
山西省	26 467	26 040	18 001	18 773	8 466	7 267
内蒙古自治区	14 718	6 139	6 928	4 202	7 790	1 937
辽宁省	174 684	145 472	73 163	60 987	101 521	84 485
吉林省	54 801	36 367	50 842	30 394	3 959	5 973
黑龙江省	172 483	133 934	51 520	33 993	120 963	99 941
上海市	463 040	377 142	400 291	324 248	62 749	52 894
江苏省	748 899	655 683	363 616	321 576	385 283	334 107
浙江省	205 299	150 543	119 366	87 741	85 933	62 802
安徽省	54 057	45 333	19 990	17 050	34 067	28 283
福建省	109 931	80 178	77 207	63 286	32 724	16 892
江西省	156 004	147 101	28 328	27 213	127 676	119 888
山东省	256 034	211 192	107 940	80 377	148 094	130 815
河南省	313 669	338 922	197 435	194 899	116 234	144 023
湖北省	113 225	96 728	80 353	68 434	32 872	28 294
湖南省	205 713	165 548	115 713	93 933	90 000	71 615
广东省	259 112	225 241	118 915	100 479	140 197	124 762
广西壮族自治区	51 516	48 179	20 957	21 629	30 559	26 550
海南省	3 561	3 451	2 490	2 399	1 071	1 052
重庆市	172 141	153 729	83 127	78 152	89 014	75 577
四川省	66 302	46 446	45 890	29 911	20 412	16 535
贵州省	8 207	10 316	1 501	1 418	6 706	8 898
云南省	33 035	22 811	15 913	10 588	17 122	12 223
西藏自治区	619	400	615	396	4	4
陕西省	428 912	339 570	236 051	178 770	192 861	160 800
甘肃省	31 337	33 513	13 845	21 742	17 492	11 771
青海省	10 568	8 094	5 750	5 338	4 818	2 756
宁夏回族自治区	7 140	5 303	6 940	5 181	200	122
新疆维吾尔自治区	21 108	14 645	18 338	13 006	2 770	1 639

三、科 技 机 构

表21　各类高等学校研究与发展机构

	机构数（个）	从事研究与发展人员（人年）					研究项目			
		合计（人）	职称状况				项目数（项）	当年投入人数（人年）	在读研究生（人）	当年支出经费（千元）
			高级职称	中级职称	初级职称	其他				
合计	**4 552**	**74 982**	**41 276**	**22 317**	**8 456**	**2 932**	**115 587**	**74 982**	**222 006**	**18 488 227**
按学校规格分										
“211”及省部共建高等学校	2 161	46 331	26 778	13 315	4 282	1 956	73 605	46 331	164 054	14 038 286
其他本科高等学校	2 336	28 252	14 343	8 859	4 090	960	41 636	28 252	57 932	4 418 537
高等专科学校	55	399	155	143	84	16	346	399	20	31 404
按学校隶属分										
部委院校	295	5 288	2 987	1 605	440	255	8 415	5 288	21 100	2 284 569
教育部直属院校	1 527	35 387	20 632	10 083	3 290	1 382	57 528	35 387	126 177	10 684 363
地方院校	2 730	34 306	17 656	10 629	4 726	1 295	49 644	34 306	74 729	5 519 295
按学校类型分										
综合大学	1 255	25 763	14 352	7 353	2 927	1 132	37 926	25 763	73 387	5 990 240
工科院校	1 781	31 641	18 321	9 514	2 816	989	51 435	31 641	105 903	9 818 442
农林院校	500	5 167	2 843	1 357	688	279	9 628	5 167	14 931	1 437 907
医药院校	601	7 619	3 005	2 644	1 589	381	9 079	7 619	13 956	536 545
师范院校	363	4 135	2 425	1 226	364	120	6 863	4 135	12 977	658 215
其　　他	52	657	330	223	72	32	656	657	852	46 878

表 22　分地区高等学校研究与发展机构

	机构数（个）	从事研究与发展人员（人年）					研究项目			
		合计（人）	职称状况				项目数（项）	当年投入人数（人年）	在读研究生（人）	当年支出经费（千元）
			高级职称	中级职称	初级职称	其他				
合计	**4 552**	**74 982**	**41 277**	**22 317**	**8 459**	**2 933**	**115 587**	**74 982**	**222 006**	**18 488 227**
北京市	362	7 971	4 803	2 552	455	161	15 537	7 971	31 862	3 535 509
天津市	146	3 280	2 051	872	221	135	4 313	3 280	7 028	683 539
河北省	103	1 493	979	403	81	31	1 793	1 493	3 111	368 874
山西省	68	1 109	532	368	105	104	841	1 109	2 151	143 420
内蒙古自治区	57	502	255	167	70	10	636	502	1 059	51 296
辽宁省	366	4 945	2 449	1 539	840	116	6 362	4 945	18 167	914 016
吉林省	151	2 392	1 308	684	260	139	1 967	2 392	5 016	324 239
黑龙江省	199	3 186	1 803	881	381	122	4 433	3 186	7 335	990 700
上海市	195	5 379	2 967	1 528	696	188	7 958	5 379	15 513	1 125 221
江苏省	365	5 530	3 176	1 630	619	106	9 252	5 530	18 978	1 629 921
浙江省	132	3 017	1 818	723	281	195	6 441	3 017	9 160	835 336
安徽省	205	2 386	1 262	720	259	146	2 320	2 386	3 434	328 232
福建省	153	1 199	526	399	215	59	3 612	1 199	4 321	336 548
江西省	78	985	494	286	167	39	1 328	985	1 471	140 591
山东省	282	5 130	2 946	1 405	547	232	5 432	5 130	9 554	834 373
河南省	105	896	480	257	104	55	1 784	896	2 798	265 424
湖北省	265	4 695	2 734	1 376	414	172	9 080	4 695	15 735	1 344 120
湖南省	161	3 217	1 410	948	762	97	4 233	3 217	8 869	636 866
广东省	262	3 854	2 068	1 102	450	234	7 162	3 854	11 465	669 741
广西壮族自治区	75	1 373	757	419	127	70	2 600	1 373	3 129	162 260
海南省	21	53	30	14	7	2	267	53	1 240	22 159
重庆市	168	2 072	1 014	764	224	70	3 579	2 072	5 948	589 553
四川省	233	4 422	2 205	1 407	609	201	6 301	4 422	11 600	1 119 314
贵州省	33	314	170	87	48	9	561	314	1 155	36 815
云南省	82	896	478	307	91	20	968	896	2 094	91 733
西藏自治区	4	40	16	14	10	0	32	40	45	1 828
陕西省	181	3 542	1 977	1 047	307	211	4 977	3 542	16 028	1 090 865
甘肃省	48	576	318	208	45	6	1 027	576	2 768	161 570
青海省	17	128	70	41	14	3	145	128	331	15 488
宁夏回族自治区	16	167	65	71	31	0	226	167	84	7 384
新疆维吾尔自治区	19	233	116	98	19	0	420	233	557	31 292

表 23　部委高等学校研究与发展机构

	机构数（个）	从事研究与发展人员（人年）					研究项目			
		合计（人）	职称状况				项目数（项）	当年投入人数（人年）	在读研究生（人）	当年支出经费（千元）
			高级职称	中级职称	初级职称	其他				
合计	**1 822**	**40 675**	**23 620**	**11 688**	**3 731**	**1 637**	**65 943**	**40 675**	**147 277**	**12 968 932**
国家民族事务委员会	14	182	82	75	24	1	266	182	237	11 347
公安部	2	25	12	9	4	0	8	25	37	720
工业和信息化部	200	3 371	1 909	1 085	261	116	6 382	3 371	16 556	1 967 332
交通运输部	18	225	149	47	29	0	438	225	1 291	66 578
教育部	1 527	35 387	20 632	10 083	3 290	1 382	57 528	35 387	126 177	10 684 363
中国民用航空总局	9	107	51	44	9	3	133	107	426	33 068
国务院侨务办公室	29	481	241	155	54	32	482	481	1 268	47 679
中国科学院	23	897	544	190	60	103	706	897	1 285	157 845

表 24 地方高等学校研究与发展机构

	机构数（个）	从事研究与发展人员（人年）					研究项目			
		合计（人）	职称状况				项目数（项）	当年投入人数（人年）	在读研究生（人）	当年支出经费（千元）
			高级职称	中级职称	初级职称	其他				
合计	**2 730**	**34 304**	**17 659**	**10 629**	**4 730**	**1 296**	**49 644**	**34 304**	**74 729**	**5 519 295**
北京市	52	1 060	499	316	154	91	1 114	1 060	2 124	176 483
天津市	85	1 242	602	428	153	58	1 516	1 242	2 018	164 629
河北省	101	1 468	967	394	77	31	1 785	1 468	3 074	368 154
山西省	68	1 109	532	368	105	104	841	1 109	2 151	143 420
内蒙古自治区	57	502	255	167	70	10	636	502	1 059	51 296
辽宁省	266	3 074	1 436	1 027	568	43	3 455	3 074	7 169	270 123
吉林省	66	674	330	218	111	16	538	674	1 344	103 433
黑龙江省	141	1 615	843	454	240	79	2 288	1 615	2 851	255 233
上海市	35	851	435	235	162	20	1 044	851	1 220	90 987
江苏省	170	2 664	1 350	816	430	68	4 262	2 664	6 503	516 847
浙江省	75	1 074	567	349	132	25	3 017	1 074	3 692	242 174
安徽省	146	1 359	669	475	183	33	1 543	1 359	1 999	142 337
福建省	125	968	385	340	193	51	2 651	968	3 177	177 301
江西省	78	985	494	286	167	39	1 328	985	1 471	140 591
山东省	190	2 795	1 519	775	388	114	2 690	2 795	3 867	359 464
河南省	105	896	480	257	104	55	1 784	896	2 798	265 424
湖北省	87	922	520	293	101	9	1 619	922	1 730	197 016
湖南省	114	1 403	773	365	198	67	2 894	1 403	3 049	222 335
广东省	166	1 621	781	519	225	96	2 721	1 621	4 279	204 683
广西壮族自治区	75	1 373	757	419	127	70	2 600	1 373	3 129	162 260
海南省	21	53	30	14	7	2	267	53	1 240	22 159
重庆市	75	1 095	622	320	132	22	1 557	1 095	2 805	238 258
四川省	130	1 955	1 053	560	264	79	3 161	1 955	3 368	426 922
贵州省	33	314	170	87	48	9	561	314	1 155	36 815
云南省	82	896	478	307	91	20	968	896	2 094	91 733
西藏自治区	4	40	16	14	10	0	32	40	45	1 828
陕西省	106	1 535	699	557	203	76	1 647	1 535	3 154	278 333
甘肃省	29	294	152	99	38	6	469	294	1 200	115 643
青海省	17	128	70	41	14	3	145	128	331	15 488
宁夏回族自治区	12	106	59	31	16	0	91	106	76	6 634
新疆维吾尔自治区	19	233	116	98	19	0	420	233	557	31 292

表 25 高等学校研究与发展机构(概况)学科分布

学科类别	机构数(所)	从业人员(人)	研究与发展人员(人年)					培养研究生(人)	当年支出经费(千元)	承担项目数(项)
			合计	职称状况						
				高级职称	中级职称	初级职称	其他			
合计	**4 552**	**125 890**	**74 983**	**41 279**	**22 324**	**8 459**	**2 935**	**222 006**	**18 488 227**	**115 587**
数学	32	834	546	320	160	39	27	1 942	19 018	411
信息科学与系统科学	51	1 628	1 007	596	319	73	18	2 733	186 925	1 883
力学	32	1 114	869	581	233	47	8	3 400	349 749	1 672
物理学	131	4 315	2 667	1 765	616	190	96	8 696	618 687	3 484
化学	197	4 889	2 769	1 904	597	185	83	9 527	556 270	4 988
天文学	2	39	21	16	5	0	0	66	5 396	41
地球科学	121	3 500	2 279	1 518	577	138	47	6 346	824 606	4 565
生物学	343	9 198	5 529	3 058	1 645	531	295	16 894	1 308 863	9 046
心理学	9	263	146	88	46	13	0	1 364	60 601	215
农学	297	6 366	3 062	1 518	914	429	201	8 364	705 550	5 509
林学	60	1 455	803	538	190	52	23	2 618	125 049	1 511
畜牧、兽医科学	128	2 449	1 154	620	317	160	58	3 305	335 609	2 278
水产学	25	779	518	288	153	58	20	1 049	111 028	1 140
基础医学	150	3 704	2 326	1 054	789	401	82	4 324	266 042	2 569
临床医学	318	10 455	5 700	1 986	1 988	1 364	363	8 261	504 505	5 086
预防医学与公共卫生学	35	1 090	624	280	205	82	58	1 486	63 311	759
军事医学与特种医学	4	94	47	24	14	8	1	136	3 494	36
药学	100	2 941	1 613	800	541	242	30	4 468	396 652	2 120
中医学与中药学	268	4 671	2 670	1 202	895	450	124	3 933	186 149	3 645
工程与技术科学基础学科	23	648	475	309	115	48	3	1 102	281 505	1 198
信息与系统科学相关工程与技术	35	1 386	1 020	554	276	158	32	2 748	202 141	1 749
自然科学相关工程与技术	31	1 165	534	323	121	43	49	1 329	190 568	947
测绘科学技术	20	745	462	253	118	72	19	1 357	170 994	912
材料科学	325	10 797	6 842	3 947	1 966	679	250	22 253	1 892 277	9 559
矿山工程技术	98	2 592	1 803	1 051	485	201	66	4 508	440 092	3 133
冶金工程技术	46	1 637	1 007	483	309	203	13	2 024	338 665	1 275
机械工程	277	7 916	4 564	2 596	1 384	439	146	13 178	1 388 316	6 821

续表

学科类别	机构数（所）	从业人员（人）	研究与发展人员（人年）					培养研究生（人）	当年支出经费（千元）	承担项目数（项）
			合计	职称状况						
				高级职称	中级职称	初级职称	其他			
动力与电气工程	113	3 447	2 121	1 229	642	161	89	7 476	649 576	4 109
能源科学技术	65	1 617	1 051	581	294	107	70	2 649	239 208	1 585
核科学技术	14	780	618	278	247	51	43	434	94 446	436
电子与通信技术	272	8 116	4 739	2 582	1 591	425	142	21 948	1 530 249	7 090
计算机科学技术	174	4 577	2 916	1 539	1 003	301	73	9 558	617 700	3 163
化学工程	178	4 844	3 016	1 829	814	292	81	10 356	772 830	4 595
产品应用相关工程与技术	16	603	400	236	113	36	15	1 633	129 748	588
纺织科学技术	40	1 063	627	411	157	41	19	2 046	121 949	1 160
食品科学技术	95	1 608	801	460	240	77	24	1 757	190 178	1 258
土木建筑工程	109	3 570	2 037	1 189	606	173	69	6 130	671 607	3 728
水利工程	36	1 047	597	363	180	46	9	2 641	270 673	1 509
交通运输工程	93	2 850	1 705	963	484	195	63	5 109	449 375	3 460
航空、航天科学技术	30	927	698	389	212	43	54	3 719	419 418	1 404
环境科学技术及资源科学技术	107	2 858	1 779	1 071	524	129	55	6 576	634 613	3 868
安全科学技术	20	697	440	259	118	49	14	1 432	125 921	739
管理学	17	320	190	115	59	13	2	836	27 683	210
语言学	1	32	15	9	5	2	0	92	1 470	8
艺术学	2	41	25	15	7	2	1	26	475	14
考古学	1	25	22	10	11	1	0	23	3 900	26
经济学	1	9	4	1	2	0	0	0	100	4
法学	2	18	5	3	2	0	0	0	300	4
教育学	4	95	52	24	22	6	0	99	3 961	52
体育科学	3	72	64	49	11	4	0	28	685	22
统计学	1	4	4	2	2	0	0	27	100	3

表 26 高等学校其他科技机构(概况)学科分布

学科类别	机构数(所)	从业人员(人)	研究与发展人员(人年)					培养研究生(人)	当年支出经费(千元)	承担项目数(项)
			合计	职称状况			其他			
				高级职称	中级职称	初级职称				
合计	**298**	**6 635**	**3 463**	**1 450**	**1 228**	**660**	**134**	**5 326**	**467 211**	**3 373**
数学	3	112	85	49	35	1	0	391	1 492	32
信息科学与系统科学	8	225	141	34	52	38	17	63	34 930	90
物理学	1	9	3	2	0	1	0	20	1 100	7
化学	3	99	85	41	34	9	1	50	475	72
地球科学	5	111	35	23	9	3	0	112	17 671	83
生物学	17	240	130	56	53	20	2	124	7 885	120
农学	16	183	141	65	50	17	9	190	21 599	219
林学	9	339	130	69	32	21	8	100	23 814	218
畜牧、兽医科学	13	184	103	51	33	11	8	144	11 455	148
水产学	3	36	26	15	8	2	1	32	1 810	21
基础医学	15	228	140	67	49	20	4	289	35 442	212
临床医学	61	1 775	990	357	339	274	21	742	24 657	417
预防医学与公共卫生学	7	87	57	29	18	9	2	58	4 665	41
药学	3	204	38	20	16	3	0	178	12 339	113
中医学与中药学	6	185	97	37	36	24	1	137	6 837	163
工程与技术科学基础学科	1	11	2	1	1	0	0	5	1 060	1
信息与系统科学相关工程与技术	1	2	1	1	0	0	0	2	50	2
自然科学相关工程与技术	1	9	7	6	1	1	0	0	0	0
测绘科学技术	1	21	5	2	2	1	0	29	8 950	23
材料科学	9	201	97	44	34	17	2	136	14 869	101
矿山工程技术	3	78	36	17	11	7	2	30	7 168	36
机械工程	17	272	152	66	64	15	8	235	22 858	213
动力与电气工程	9	189	105	23	51	29	2	780	11 399	61
能源科学技术	7	192	74	38	23	8	5	85	3 171	74
电子与通信技术	13	364	190	98	59	20	13	406	55 867	163
计算机科学技术	12	292	164	62	62	34	6	346	18 329	117
化学工程	4	56	14	7	4	1	2	22	2 594	14
纺织科学技术	3	17	7	4	2	1	0	6	3 800	23
食品科学技术	4	65	49	21	22	5	1	41	5 928	24
土木建筑工程	9	182	104	42	42	17	4	14	18 840	72
水利工程	5	107	49	14	19	12	4	47	10 242	66
交通运输工程	15	352	106	42	31	24	9	408	55 370	273
环境科学技术及资源科学技术	6	118	53	24	17	11	2	73	9 365	71
安全科学技术	2	32	16	7	7	1	0	0	6 150	43
管理学	3	40	14	6	7	1	0	30	4 430	34
语言学	1	2	2	1	1	0	0	1	17	1
经济学	1	5	5	2	2	1	0	0	10	0
教育学	1	11	10	7	2	1	0	0	573	5

表 27　高等学校研究与发展机构(类型)学科分布　　单位:所

学科类别	机构数				
	合计	本校独办	校际联合	与国内企业合办	与国外企业机构合办
合计	**4 461**	**3 869**	**195**	**377**	**20**
数学	32	29	3	0	0
信息科学与系统科学	51	43	1	7	0
力学	32	28	1	3	0
物理学	131	123	4	4	0
化学	197	173	8	16	0
天文学	2	1	0	1	0
地球科学	121	110	7	4	0
生物学	343	298	20	24	1
农学	297	251	17	28	1
林学	60	56	1	3	0
畜牧、兽医科学	128	115	3	10	0
水产学	25	23	1	1	0
基础医学	150	134	9	7	0
临床医学	318	299	9	10	0
预防医学与卫生学	35	35	0	0	0
军事医学与特种医学	4	4	0	0	0
药学	100	91	4	5	0
中医学与中药学	268	248	4	15	1
工程与技术科学基础学科	23	22	0	1	0
测绘科学技术	20	16	2	2	0
材料科学	325	281	13	27	4
矿山工程技术	98	71	6	20	1
冶金工程技术	46	42	1	3	0
机械工程	277	226	7	44	0
动力与电气工程	113	95	3	15	0
能源科学技术	65	59	1	5	0
核科学技术	14	11	2	1	0
电子、通信与自动控制技术	272	230	12	25	5

续表

学科类别	机构数				
	合计	本校独办	校际联合	与国内企业合办	与国外企业机构合办
计算机科学技术	174	143	10	18	3
化学工程	178	152	8	17	1
纺织科学技术	40	33	2	5	0
食品科学技术	95	75	3	16	1
土木建筑工程	109	91	8	9	1
水利工程	36	30	3	3	0
交通运输工程	93	78	7	8	0
航空、航天科学技术	30	20	2	8	0
环境科学技术	107	89	11	6	1
安全科学技术	20	17	0	3	0
管理学	17	14	0	3	0
语言学	1	0	1	0	0
艺术学	2	2	0	0	0
考古学	1	1	0	0	0
经济学	1	1	0	0	0
法学	2	1	1	0	0
教育学	4	4	0	0	0
体育科学	3	3	0	0	0
统计学	1	1	0	0	0

表 28　高等学校其他科技机构(类型)学科分布　　单位:所

学科类别	机构数				
	合计	本校独办	校际联合	与国内企业合办	与国外企业机构合办
合计	**296**	**235**	**17**	**43**	**1**
数学	3	2	0	1	0
信息科学与系统科学	8	7	0	1	0
物理学	1	0	0	1	0
化学	3	3	0	0	0
地球科学	5	5	0	0	0
生物学	17	15	1	1	0
农学	16	13	0	3	0
林学	9	7	0	2	0
畜牧、兽医科学	13	11	0	2	0
水产学	3	2	0	1	0
基础医学	15	12	3	0	0
临床医学	61	52	8	1	0
预防医学与卫生学	7	6	0	1	0
药学	3	1	1	1	0
中医学与中药学	6	4	1	1	0
工程与技术科学基础学科	1	1	0	0	0
测绘科学技术	1	1	0	0	0
材料科学	9	6	0	3	0
矿山工程技术	3	1	0	2	0
机械工程	17	13	1	3	0
动力与电气工程	9	8	0	1	0
能源科学技术	7	6	0	1	0
电子、通信与自动控制技术	13	5	0	8	0
计算机科学技术	12	10	0	1	1
化学工程	4	3	0	1	0
纺织科学技术	3	3	0	0	0
食品科学技术	4	2	0	2	0
土木建筑工程	9	9	0	0	0
水利工程	5	5	0	0	0
交通运输工程	15	13	1	1	0
环境科学技术	6	4	0	2	0
安全科学技术	2	0	0	2	0
管理学	3	3	0	0	0
语言学	1	1	0	0	0
经济学	1	0	1	0	0
教育学	1	1	0	0	0

四、科 技 项 目

表 29　各类高等

	合		计			基础		
	项目数（项）	当年投入人员（人年）	参与研究生（人）	当年拨入经费（千元）	当年支出经费（千元）	项目数（项）	当年投入人员（人年）	参与研究生（人）
合计	**283 325**	**210 434**	**386 516**	**47 576 853**	**36 395 071**	**100 050**	**78 690**	**150 207**
按学校规格分								
"211"及省部共建高等学校	143 147	99 267	272 541	34 944 545	26 305 097	51 738	39 305	106 072
其他本科高等学校	134 205	104 929	113 094	12 423 170	9 928 968	47 386	38 490	43 936
高等专科学校	5 973	6 238	881	209 138	161 006	926	895	199
按学校隶属分								
部委院校	17 178	11 234	37 018	5 665 130	4 121 893	6 750	4 355	15 299
教育部直属院校	105 760	72 041	207 046	26 790 615	20 153 825	37 589	29 047	81 269
地方院校	160 387	127 160	142 452	15 121 108	12 119 353	55 711	45 289	53 639
按学校类型分								
综合大学	86 476	70 501	130 534	15 456 912	11 715 302	34 517	29 759	57 859
工科院校	113 604	72 350	164 260	24 932 772	19 268 427	29 479	19 103	48 378
农林院校	20 670	12 607	33 188	3 648 408	2 732 786	7 116	4 020	13 038
医药院校	35 987	37 007	32 978	1 821 436	1 334 512	16 692	17 352	16 942
师范院校	22 979	15 005	23 484	1 536 854	1 222 110	11 234	7 610	13 454
其　他	3 609	2 965	2 072	180 471	121 934	1 012	846	536

学校研究与发展项目

研究		应用基础					试验发展				
当年拨入经费（千元）	当年支出经费（千元）	项目数（项）	当年投入人员（人年）	参与研究生（人）	当年拨入经费（千元）	当年支出经费（千元）	项目数（项）	当年投入人员（人年）	参与研究生（人）	当年拨入经费（千元）	当年支出经费（千元）
14 027 169	**10 642 952**	**149 477**	**111 838**	**191 597**	**25 435 728**	**19 307 361**	**33 798**	**19 907**	**44 712**	**8 113 956**	**6 444 758**
10 850 235	8 197 944	70 632	49 067	132 348	17 860 439	13 225 653	20 777	10 895	34 121	6 233 871	4 881 500
3 160 547	2 431 998	74 306	57 857	58 585	7 398 846	5 945 934	12 513	8 582	10 573	1 863 777	1 551 036
16 387	13 010	4 539	4 914	664	176 443	135 774	508	430	18	16 308	12 222
1 886 345	1 407 803	8 096	5 464	16 516	2 701 736	2 056 730	2 332	1 415	5 203	1 077 049	657 360
8 313 460	6 275 863	51 078	34 585	98 640	13 565 645	9 837 659	17 093	8 408	27 137	4 911 510	4 040 303
3 827 364	2 959 286	90 303	71 788	76 441	9 168 347	7 412 972	14 373	10 083	12 372	2 125 397	1 747 095
5 871 903	4 406 828	41 877	34 700	57 416	7 184 336	5 345 845	10 082	6 041	15 259	2 400 673	1 962 629
5 275 336	3 938 184	65 840	43 050	92 299	14 502 986	11 275 840	18 285	10 197	23 583	5 154 450	4 054 403
1 135 660	1 005 053	11 622	7 499	17 634	2 179 650	1 481 390	1 932	1 088	2 516	333 098	246 343
968 015	707 297	17 658	18 390	14 155	781 220	574 888	1 637	1 266	1 881	72 201	52 327
740 289	563 555	10 286	6 422	8 730	672 011	548 338	1 459	972	1 300	124 554	110 217
35 966	22 035	2 194	1 777	1 363	115 525	81 060	403	342	173	28 980	18 839

表 30　分地区高等学校

	合计					基础研究			
	项目数（项）	当年投入人员（人年）	参与研究生（人）	当年拨入经费（千元）	当年支出经费（千元）	项目数（项）	当年投入人员（人年）	参与研究生（人）	当年拨入经费（千元）
合计	**283 325**	**210 433**	**386 516**	**47 576 853**	**36 395 071**	**100 050**	**78 691**	**150 207**	**14 027 169**
北京市	31 807	20 869	64 818	9 310 258	6 643 104	10 648	7 554	20 476	2 592 047
天津市	7 142	6 511	8 411	1 608 743	1 419 601	2 170	2 174	2 882	430 530
河北省	6 175	4 792	3 651	583 427	505 017	1 944	1 609	1 623	145 491
山西省	3 983	4 834	5 680	411 463	363 965	1 499	1 877	2 103	131 425
内蒙古自治区	2 674	2 423	2 931	249 089	164 305	1 043	855	1 192	46 501
辽宁省	12 867	12 430	18 983	2 334 082	1 966 706	4 488	4 524	6 431	359 944
吉林省	6 568	9 914	17 876	1 238 270	1 107 533	2 510	3 717	8 076	644 409
黑龙江省	9 878	10 554	15 239	2 315 048	1 696 938	4 799	4 748	7 301	1 193 912
上海市	18 537	17 048	29 610	3 973 985	2 901 826	6 671	6 763	13 477	1 350 094
江苏省	19 069	13 342	34 122	4 083 242	3 131 013	7 689	5 478	15 342	1 290 450
浙江省	18 550	8 330	19 932	2 454 780	1 455 204	6 887	3 106	7 021	766 295
安徽省	10 439	6 508	10 800	1 053 486	865 143	4 374	2 784	7 573	412 983
福建省	6 779	3 732	7 763	680 274	503 806	1 276	601	1 716	120 170
江西省	5 534	3 919	3 938	550 149	477 381	1 879	1 443	1 569	153 587
山东省	11 055	10 945	14 176	1 384 468	1 136 055	4 596	4 678	5 962	428 638
河南省	5 988	3 286	5 785	680 961	534 162	1 774	942	2 531	182 771
湖北省	16 845	9 849	20 431	2 769 715	2 057 980	4 041	2 629	5 759	523 590
湖南省	10 749	6 003	12 147	1 570 047	1 237 451	3 203	2 036	3 857	476 546
广东省	19 690	11 604	24 231	2 044 018	1 432 126	7 354	4 440	10 533	697 986
广西壮族自治区	6 860	7 423	5 137	481 031	374 582	2 783	2 897	2 244	159 729
海南省	909	237	584	42 803	38 171	405	105	277	15 932
重庆市	6 071	4 423	10 807	851 598	754 199	2 032	1 800	4 577	262 296
四川省	16 394	11 469	14 608	3 028 345	2 714 100	5 132	4 515	4 394	678 653
贵州省	3 583	2 064	3 860	210 658	191 515	1 463	849	1 249	50 484
云南省	5 117	4 257	5 608	484 148	363 757	1 976	1 866	3 001	123 581
西藏自治区	119	328	122	13 949	14 028	32	91	45	2 323
陕西省	13 072	8 405	18 586	2 545 526	1 799 900	4 873	2 999	6 751	604 319
甘肃省	3 487	1 690	4 246	419 296	409 719	912	454	1 214	119 224
青海省	331	565	305	33 434	18 103	66	36	39	5 744
宁夏回族自治区	1 673	990	899	48 397	31 017	971	469	466	21 797
新疆维吾尔自治区	1 380	1 689	1 230	122 163	86 664	560	652	526	35 718

研究与发展项目

	应用基础					试验发展				
当年支出经费（千元）	项目数（项）	当年投入人员（人年）	参与研究生（人）	当年拨入经费（千元）	当年支出经费（千元）	项目数（项）	当年投入人员（人年）	参与研究生（人）	当年拨入经费（千元）	当年支出经费（千元）
10 642 952	**149 477**	**111 838**	**191 597**	**25 435 728**	**19 307 361**	**33 798**	**19 905**	**44 712**	**8 113 956**	**6 444 758**
1 917 532	18 256	11 998	37 191	5 745 025	4 071 060	2 903	1 317	7 151	973 186	654 512
375 752	4 082	3 621	4 486	809 830	711 594	890	716	1 043	368 383	332 255
122 178	3 932	2 921	1 820	418 807	368 129	299	261	208	19 129	14 710
122 023	2 358	2 827	3 359	271 911	224 419	126	130	218	8 127	17 523
29 793	1 134	1 121	1 254	99 801	70 519	497	447	485	102 787	63 993
251 554	7 088	6 726	9 831	1 140 179	933 429	1 291	1 181	2 721	833 959	781 723
617 733	3 517	5 430	7 928	472 857	372 369	541	767	1 872	121 004	117 431
854 974	4 269	5 114	6 581	860 975	653 398	810	692	1 357	260 161	188 566
911 133	9 787	8 912	13 879	2 232 784	1 674 807	2 079	1 373	2 254	391 107	315 886
998 116	9 321	6 522	15 639	2 166 533	1 659 808	2 059	1 343	3 141	626 259	473 089
366 072	9 339	4 330	8 733	1 237 218	778 178	2 324	895	4 178	451 267	310 954
322 608	4 771	3 089	2 633	379 315	295 383	1 294	636	594	261 188	247 152
83 440	4 550	2 645	5 060	480 838	346 809	953	486	987	79 266	73 557
133 326	3 235	2 113	2 170	334 658	291 692	420	363	199	61 904	52 363
374 648	5 425	5 421	6 271	769 534	619 729	1 034	846	1 943	186 296	141 678
141 645	2 760	1 533	2 154	346 467	266 768	1 454	812	1 100	151 723	125 749
421 952	9 175	5 506	10 807	1 390 369	960 340	3 629	1 714	3 865	855 756	675 688
374 018	6 693	3 638	7 568	993 192	777 779	853	328	722	100 309	85 654
479 715	8 795	5 726	10 834	995 467	701 722	3 541	1 438	2 864	350 565	250 689
131 563	3 542	3 976	2 355	269 166	214 613	535	550	538	52 136	28 406
15 314	449	114	206	18 499	14 806	55	18	101	8 372	8 051
216 332	2 585	1 670	3 712	261 207	237 498	1 454	953	2 518	328 095	300 369
562 933	8 716	5 754	9 427	1 622 353	1 442 862	2 546	1 200	787	727 339	708 305
40 014	2 022	1 148	2 509	150 690	143 390	98	67	102	9 484	8 111
91 352	2 959	2 193	2 403	335 161	250 293	182	198	204	25 406	22 112
2 058	84	235	66	11 572	11 930	3	2	11	54	40
500 206	6 524	4 400	8 524	1 216 306	875 856	1 675	1 005	3 311	724 901	423 838
143 038	2 531	1 199	2 951	295 474	263 079	44	37	81	4 598	3 602
3 137	216	509	244	19 763	11 365	49	20	22	7 927	3 601
13 491	660	509	399	18 701	12 756	42	11	34	7 899	4 770
25 302	702	938	603	71 076	50 981	118	99	101	15 369	10 381

表 31　部委高等学校

	合计					基础研究			
	项目数（项）	当年投入人员（人年）	参与研究生（人）	当年拨入经费（千元）	当年支出经费（千元）	项目数（项）	当年投入人员（人年）	参与研究生（人）	当年拨入经费（千元）
合计	**122 938**	**83 275**	**244 064**	**32 455 745**	**24 275 718**	**44 339**	**33 402**	**96 568**	**10 199 805**
中央办公厅	38	88	57	2 947	1 631	0	0	0	0
国家民族事务委员会	1 016	656	478	43 514	25 412	474	334	194	14 929
公安部	44	145	58	1 649	1 017	9	28	12	271
工业和信息化部	11 242	7 183	27 206	4 891 089	3 537 904	4 125	2 560	9 484	1 526 412
交通运输部	890	608	952	160 975	127 049	212	206	315	44 608
教育部	105 760	72 041	207 046	26 790 615	20 153 825	37 589	29 047	81 269	8 313 460
中国民用航空总局	504	387	453	74 831	52 395	37	32	17	3 687
中国地震局	35	53	0	1 776	2 925	9	18	0	464
国务院侨务办公室	1 438	964	2 941	120 559	81 718	406	254	963	26 691
国家安全生产监督管理总局	248	55	0	24 944	19 936	27	6	0	1 460
中国科学院	1 676	1 085	4 873	341 867	270 965	1 451	917	4 314	267 823
总装备部	47	10	0	979	941	0	0	0	0

研究与发展项目

	应用基础					试验发展				
当年支出经费（千元）	项目数（项）	当年投入人员（人年）	参与研究生（人）	当年拨入经费（千元）	当年支出经费（千元）	项目数（项）	当年投入人员（人年）	参与研究生（人）	当年拨入经费（千元）	当年支出经费（千元）
7 683 666	**59 174**	**40 051**	**115 156**	**16 267 381**	**11 894 389**	**19 425**	**9 825**	**32 340**	**5 988 559**	**4 697 663**
0	38	88	57	2 947	1 631	0	0	0	0	0
6 877	460	286	249	23 202	15 195	82	37	35	5 383	3 340
216	18	63	24	875	492	17	54	22	503	309
1 130 581	5 411	3 660	13 675	2 361 584	1 791 312	1 706	964	4 047	1 003 093	616 011
34 712	676	401	637	116 262	92 232	2	1	0	105	105
6 275 863	51 078	34 585	98 640	13 565 645	9 837 659	17 093	8 408	27 137	4 911 510	4 040 303
1 996	451	349	419	69 345	48 976	16	7	17	1 799	1 423
813	26	35	0	1 312	2 112	0	0	0	0	0
18 115	533	362	913	28 681	31 083	499	349	1 065	65 187	32 520
1 152	218	48	0	23 204	18 521	3	1	0	280	263
213 341	218	164	542	73 345	54 235	7	4	17	699	3 389
0	47	10	0	979	941	0	0	0	0	0

表 32 地方高等学校

	合计					基础研究			
	项目数（项）	当年投入人员（人年）	参与研究生（人）	当年拨入经费（千元）	当年支出经费（千元）	项目数（项）	当年投入人员（人年）	参与研究生（人）	当年拨入经费（千元）
合计	**160 387**	**127 162**	**142 452**	**15 121 108**	**12 119 353**	**55 711**	**45 288**	**53 639**	**3 827 364**
北京市	5 704	6 348	6 965	680 043	648 101	1 158	2 038	1 696	98 896
天津市	3 434	3 836	3 785	441 637	401 304	874	1 009	934	74 083
河北省	5 850	4 542	3 593	555 608	481 308	1 900	1 557	1 611	143 346
山西省	3 983	4 834	5 680	411 463	363 965	1 499	1 877	2 103	131 425
内蒙古自治区	2 674	2 423	2 931	249 089	164 305	1 043	855	1 192	46 501
辽宁省	8 225	9 529	10 576	951 285	776 180	2 916	3 480	3 365	176 668
吉林省	3 958	4 933	5 123	401 625	317 199	1 223	1 478	1 571	90 889
黑龙江省	6 273	7 374	5 460	446 279	335 972	3 288	3 301	2 798	188 263
上海市	5 424	5 132	5 222	904 406	701 011	1 357	1 197	1 728	135 475
江苏省	10 084	7 649	11 897	1 285 560	1 108 475	3 903	3 185	5 657	353 650
浙江省	11 726	5 000	5 207	827 842	575 692	4 651	1 939	2 214	216 584
安徽省	7 388	4 850	5 491	425 830	329 386	2 861	1 796	3 193	134 455
福建省	5 215	3 038	3 830	333 927	253 919	871	484	618	34 251
江西省	5 534	3 919	3 938	550 149	477 381	1 879	1 443	1 569	153 587
山东省	7 375	7 158	5 735	617 633	482 595	2 995	2 973	2 396	174 398
河南省	5 988	3 286	5 785	680 961	534 162	1 774	942	2 531	182 771
湖北省	5 026	3 615	3 538	579 273	484 505	1 122	778	880	115 712
湖南省	7 428	3 904	6 559	549 968	399 086	2 114	1 342	1 508	146 773
广东省	9 362	6 038	6 064	849 808	596 853	3 545	2 174	2 720	301 407
广西壮族自治区	6 860	7 423	5 137	481 031	374 582	2 783	2 897	2 244	159 729
海南省	909	237	584	42 803	38 171	405	105	277	15 932
重庆市	3 122	1 902	3 707	323 168	296 966	944	628	1 077	64 411
四川省	8 962	5 729	5 959	930 330	715 587	2 947	2 402	2 459	288 438
贵州省	3 583	2 064	3 860	210 658	191 515	1 463	849	1 249	50 484
云南省	5 117	4 257	5 608	484 148	363 757	1 976	1 866	3 001	123 581
西藏自治区	119	328	122	13 949	14 028	32	91	45	2 323
陕西省	5 531	3 651	4 867	457 995	356 440	2 256	1 376	1 643	140 640
甘肃省	2 367	1 017	2 838	235 515	203 505	440	112	344	20 562
青海省	331	565	305	33 434	18 103	66	36	39	5 744
宁夏回族自治区	1 455	892	856	43 528	28 636	866	426	451	20 668
新疆维吾尔自治区	1 380	1 689	1 230	122 163	86 664	560	652	526	35 718

研究与发展项目

	应用基础					试验发展				
当年支出经费（千元）	项目数（项）	当年投入人员（人年）	参与研究生（人）	当年拨入经费（千元）	当年支出经费（千元）	项目数（项）	当年投入人员（人年）	参与研究生（人）	当年拨入经费（千元）	当年支出经费（千元）
2 959 286	**90 303**	**71 790**	**76 441**	**9 168 347**	**7 412 972**	**14 373**	**10 083**	**12 372**	**2 125 397**	**1 747 095**
87 236	4 257	4 060	5 010	543 958	530 264	289	250	259	37 189	30 601
55 741	2 205	2 462	2 265	232 006	215 900	355	364	586	135 548	129 663
120 020	3 671	2 778	1 796	393 916	347 150	279	206	186	18 346	14 138
122 023	2 358	2 827	3 359	271 911	224 419	126	130	218	8 127	17 523
29 793	1 134	1 121	1 254	99 801	70 519	497	447	485	102 787	63 993
131 671	4 562	5 303	5 859	595 282	487 301	747	746	1 352	179 335	157 208
69 784	2 446	3 108	3 295	257 202	196 849	289	348	257	53 534	50 566
145 611	2 724	3 851	2 443	229 453	169 322	261	221	219	28 563	21 039
100 237	3 300	3 261	2 830	626 247	485 025	767	673	664	142 684	115 749
289 406	4 923	3 666	4 983	733 652	646 652	1 258	798	1 257	198 258	172 417
152 592	6 332	2 683	2 748	453 196	318 076	743	377	245	158 062	105 024
99 365	3 978	2 627	1 855	219 577	161 740	549	427	443	71 798	68 281
22 580	3 605	2 155	2 692	253 365	183 355	739	399	520	46 311	47 984
133 326	3 235	2 113	2 170	334 658	291 692	420	363	199	61 904	52 363
140 387	4 027	3 873	2 993	398 306	314 325	353	313	346	44 929	27 883
141 645	2 760	1 533	2 154	346 467	266 768	1 454	812	1 100	151 723	125 749
85 826	2 732	2 254	2 135	260 392	220 284	1 172	582	523	203 169	178 395
103 634	4 668	2 333	4 759	369 514	266 860	646	230	292	33 681	28 592
214 825	5 047	3 417	2 895	458 730	327 905	770	447	449	89 671	54 123
131 563	3 542	3 976	2 355	269 166	214 613	535	550	538	52 136	28 406
15 314	449	114	206	18 499	14 806	55	18	101	8 372	8 051
51 563	1 739	911	1 835	153 871	146 705	439	362	795	104 886	98 698
218 411	5 322	3 051	3 231	581 693	446 539	693	276	269	60 199	50 637
40 014	2 022	1 148	2 509	150 690	143 390	98	67	102	9 484	8 111
91 352	2 959	2 193	2 403	335 161	250 293	182	198	204	25 406	22 112
2 058	84	235	66	11 572	11 930	3	2	11	54	40
107 214	2 874	1 966	2 710	253 907	201 831	401	310	514	63 448	47 395
15 124	1 883	869	2 413	210 355	184 779	44	37	81	4 598	3 602
3 137	216	509	244	19 763	11 365	49	20	22	7 927	3 601
12 532	547	455	371	14 961	11 334	42	11	34	7 899	4 770
25 302	702	938	603	71 076	50 981	118	99	101	15 369	10 381

表 33 各类高等学校 R&D

	合计					
	项目数（项）	当年投入人员（人年）	参与研究生（人）	当年拨入经费（千元）	当年支出经费（千元）	项目数（项）
合计	**51 046**	**30 456**	**66 026**	**10 784 261**	**8 950 837**	**24 315**
按学校规格分						
“211”及省部共建高等学校	28 052	15 703	45 463	6 922 740	5 638 255	12 741
其他本科高等学校	22 236	14 193	20 535	3 788 628	3 258 452	11 292
高等专科学校	758	561	28	72 893	54 130	282
按学校隶属分						
部委院校	2 921	1 842	6 326	876 832	666 790	1 891
教育部直属院校	21 613	11 225	35 659	5 265 897	4 307 825	9 260
地方院校	26 512	17 389	24 041	4 641 532	3 976 222	13 164
按学校类型分						
综合大学	16 371	12 103	27 414	3 500 640	2 967 852	7 467
工科院校	26 223	13 300	29 049	6 258 495	5 090 036	12 348
农林院校	4 250	2 240	4 626	596 170	495 974	2 025
医药院校	1 551	1 052	2 360	97 412	77 740	1 061
师范院校	2 101	1 353	2 421	292 634	285 948	1 277
其　　他	550	408	156	38 910	33 287	137

成果应用及科技服务项目

R&D 成果应用				科技服务				
当年投入人员（人年）	参与研究生（人）	当年拨入经费（千元）	当年支出经费（千元）	项目数（项）	当年投入人员（人年）	参与研究生（人）	当年拨入经费（千元）	当年支出经费（千元）
15 263	**33 151**	**5 751 010**	**4 693 095**	**26 731**	**15 195**	**32 875**	**5 033 251**	**4 257 742**
7 514	23 143	3 547 493	2 812 956	15 311	8 188	22 320	3 375 247	2 825 299
7 529	9 991	2 184 774	1 867 673	10 944	6 664	10 544	1 603 854	1 390 779
219	17	18 743	12 466	476	342	11	54 150	41 664
925	4 083	582 527	416 033	1 030	918	2 243	294 305	250 757
5 259	17 459	2 469 042	1 984 991	12 353	5 966	18 200	2 796 855	2 322 834
9 079	11 609	2 699 441	2 292 071	13 348	8 310	12 432	1 942 091	1 684 151
6 044	12 704	1 783 104	1 414 286	8 904	6 059	14 710	1 717 536	1 553 566
6 384	15 186	3 394 396	2 767 873	13 875	6 917	13 863	2 864 099	2 322 163
1 166	2 376	307 082	270 863	2 225	1 074	2 250	289 088	225 111
804	1 791	60 621	47 453	490	248	569	36 791	30 287
702	1 010	193 983	183 193	824	650	1 411	98 651	102 755
163	84	11 824	9 427	413	245	72	27 086	23 860

	合　计					
	项目数（项）	当年投入人员（人年）	参与研究生（人）	当年拨入经费（千元）	当年支出经费（千元）	项目数（项）
合计	**51 046**	**30 456**	**66 026**	**10 784 261**	**8 950 837**	**24 315**
北京市	3 055	1 216	5 074	939 800	567 287	1 495
天津市	490	317	430	139 453	116 608	279
河北省	1 031	941	647	393 340	370 082	686
山西省	198	236	296	26 467	26 040	111
内蒙古自治区	89	74	109	14 718	6 139	62
辽宁省	1 350	932	2 224	374 059	314 499	590
吉林省	473	819	1 323	106 250	83 935	228
黑龙江省	1 352	1 249	2 473	417 750	343 600	722
上海市	4 643	3 340	6 938	1 568 184	1 289 697	3 117
江苏省	7 969	5 520	13 690	1 661 453	1 348 573	4 053
浙江省	3 685	1 250	6 061	625 791	645 856	1 673
安徽省	583	374	868	75 594	64 941	183
福建省	1 062	536	631	127 101	92 199	725
江西省	1 187	657	836	156 004	147 101	258
山东省	2 722	2 076	2 384	394 846	337 816	971
河南省	1 406	805	1 955	313 669	338 922	787
湖北省	5 237	1 937	4 824	620 523	517 404	1 481
湖南省	2 075	1 330	2 023	558 880	455 866	933
广东省	4 747	2 338	3 727	562 815	457 570	2 114
广西壮族自治区	497	532	411	51 516	48 179	317
海南省	45	12	55	3 561	3 451	33
重庆市	1 102	944	1 788	276 157	246 128	599
四川省	1 129	755	1 995	158 980	136 354	651
贵州省	110	46	118	8 207	10 316	15
云南省	232	169	258	33 035	22 811	137
西藏自治区	7	5	24	619	400	6
陕西省	4 288	1 839	4 480	1 105 336	897 508	1 941
甘肃省	172	101	296	31 337	33 513	73
青海省	42	18	9	10 568	8 094	28
宁夏回族自治区	9	4	12	7 140	5 303	6
新疆维吾尔自治区	59	84	67	21 108	14 645	41

R&D 成果应用及科技服务项目

R&D 成果应用				科技服务				
当年投入人员（人年）	参与研究生（人）	当年拨入经费（千元）	当年支出经费（千元）	项目数（项）	当年投入人员（人年）	参与研究生（人）	当年拨入经费（千元）	当年支出经费（千元）
15 265	**33 151**	**5 751 010**	**4 693 095**	**26 731**	**15 195**	**32 875**	**5 033 251**	**4 257 742**
556	2 992	544 525	352 868	1 560	660	2 082	395 275	214 419
189	246	85 722	71 194	211	128	184	53 731	45 414
672	439	351 196	334 626	345	269	208	42 144	35 456
128	172	18 001	18 773	87	108	124	8 466	7 267
49	81	6 928	4 202	27	25	28	7 790	1 937
423	1 380	190 941	154 965	760	509	844	183 118	159 534
360	529	64 966	44 667	245	459	794	41 284	39 268
583	1 241	174 613	144 217	630	666	1 232	243 137	199 383
2 333	5 189	931 526	736 432	1 526	1 007	1 749	636 658	553 265
2 156	6 109	744 828	650 093	3 916	3 364	7 581	916 625	698 480
689	2 679	409 077	312 822	2 012	562	3 382	216 714	333 034
153	215	41 409	36 609	400	222	653	34 185	28 332
282	511	87 638	70 588	337	254	120	39 463	21 611
207	151	28 328	27 213	929	450	685	127 676	119 888
1 185	851	168 558	129 108	1 751	892	1 533	226 288	208 708
360	860	197 435	194 899	619	445	1 095	116 234	144 023
667	1 711	235 128	208 952	3 756	1 270	3 113	385 395	308 452
526	1 027	251 921	195 627	1 142	804	996	306 959	260 239
1 171	1 861	199 415	169 627	2 633	1 167	1 866	363 400	287 943
305	231	20 957	21 629	180	227	180	30 559	26 550
9	40	2 490	2 399	12	3	15	1 071	1 052
566	1 086	170 327	156 819	503	378	702	105 830	89 309
379	360	96 072	77 744	478	376	1 635	62 908	58 610
8	20	1 501	1 418	95	38	98	6 706	8 898
99	136	15 913	10 588	95	70	122	17 122	12 223
5	21	615	396	1	1	3	4	4
1 078	2 768	666 107	519 353	2 347	761	1 712	439 229	378 155
48	170	13 845	21 742	99	52	126	17 492	11 771
9	4	5 750	5 338	14	10	5	4 818	2 756
3	8	6 940	5 181	3	1	4	200	122
67	63	18 338	13 006	18	17	4	2 770	1 639

表 35　部委高等学校 R&D

	合　计					
	项目数（项）	当年投入人员（人年）	参与研究生（人）	当年拨入经费（千元）	当年支出经费（千元）	项目数（项）
合计	**24 534**	**13 068**	**41 985**	**6 142 729**	**4 974 615**	**11 151**
国家民族事务委员会	65	32	24	4 281	3 052	32
公安部	23	87	35	605	478	23
工业和信息化部	2 504	1 415	5 575	787 169	583 645	1 740
交通运输部	5	3	1	1 007	547	0
教育部	21 613	11 225	35 659	5 265 897	4 307 825	9 260
中国民用航空总局	10	7	14	854	880	9
国务院侨务办公室	302	294	659	81 733	77 774	81
国家安全生产监督管理总局	4	1	0	400	106	0
中国科学院	8	4	18	783	308	6

成果应用及科技服务项目

R&D成果应用				科技服务				
当年投入人员（人年）	参与研究生（人）	当年拨入经费（千元）	当年支出经费（千元）	项目数（项）	当年投入人员（人年）	参与研究生（人）	当年拨入经费（千元）	当年支出经费（千元）
6 184	**21 542**	**3 051 569**	**2 401 024**	**13 383**	**6 885**	**20 443**	**3 091 160**	**2 573 591**
11	15	3 150	2 470	33	21	9	1 131	582
87	35	605	478	0	0	0	0	0
752	3 784	563 379	404 302	764	664	1 791	223 790	179 343
0	0	0	0	5	3	1	1 007	547
5 259	17 459	2 469 042	1 984 991	12 353	5 966	18 200	2 796 855	2 322 834
6	13	704	736	1	1	1	150	144
66	222	14 024	7 788	221	228	437	67 709	69 986
0	0	0	0	4	1	0	400	106
3	14	665	259	2	1	4	118	49

表 36　分地区高等学校 R&D

	合　计					
	项目数（项）	当年投入人员（人年）	参与研究生（人）	当年拨入经费（千元）	当年支出经费（千元）	项目数（项）
合计	**26 512**	**17 390**	**24 041**	**4 641 532**	**3 976 222**	**13 164**
北京市	282	235	160	51 869	45 875	200
天津市	141	147	171	34 746	32 829	83
河北省	1 004	853	612	392 335	369 498	663
山西省	198	236	296	26 467	26 040	111
内蒙古自治区	89	74	109	14 718	6 139	62
辽宁省	563	630	1 089	174 684	145 472	263
吉林省	252	416	568	54 801	36 367	188
黑龙江省	562	501	348	172 483	133 934	262
上海市	1 071	1 169	703	463 040	377 142	750
江苏省	4 528	3 243	7 095	748 899	655 683	2 471
浙江省	1 616	559	657	205 299	150 543	843
安徽省	565	353	841	54 057	45 333	167
福建省	963	471	306	109 931	80 178	654
江西省	1 187	657	836	156 004	147 101	258
山东省	2 023	1 588	1 137	256 034	211 192	676
河南省	1 406	805	1 955	313 669	338 922	787
湖北省	711	413	547	113 225	96 728	374
湖南省	1 498	903	891	205 713	165 548	682
广东省	2 766	1 280	1 557	259 112	225 241	1 357
广西壮族自治区	497	532	411	51 516	48 179	317
海南省	45	12	55	3 561	3 451	33
重庆市	659	498	657	172 141	153 729	311
四川省	726	367	526	66 302	46 446	475
贵州省	110	46	118	8 207	10 316	15
云南省	232	169	258	33 035	22 811	137
西藏自治区	7	5	24	619	400	6
陕西省	2 529	1 021	1 730	428 912	339 570	871
甘肃省	172	101	296	31 337	33 513	73
青海省	42	18	9	10 568	8 094	28
宁夏回族自治区	9	4	12	7 140	5 303	6
新疆维吾尔自治区	59	84	67	21 108	14 645	41

成果应用及科技服务项目

R&D 成果应用				科 技 服 务				
当年投入人员（人年）	参与研究生（人）	当年拨入经费（千元）	当年支出经费（千元）	项目数（项）	当年投入人员（人年）	参与研究生（人）	当年拨入经费（千元）	当年支出经费（千元）
9 081	**11 609**	**2 699 441**	**2 292 071**	**13 348**	**8 310**	**12 432**	**1 942 091**	**1 684 151**
131	110	40 135	36 744	82	104	50	11 734	9 131
95	101	27 690	25 064	58	52	70	7 056	7 765
585	404	350 591	334 148	341	268	208	41 744	35 350
128	172	18 001	18 773	87	108	124	8 466	7 267
49	81	6 928	4 202	27	25	28	7 790	1 937
265	610	73 163	60 987	300	365	479	101 521	84 485
294	442	50 842	30 394	64	122	126	3 959	5 973
201	125	51 520	33 993	300	300	223	120 963	99 941
802	502	400 291	324 248	321	367	201	62 749	52 894
1 395	2 608	363 616	321 576	2 057	1 848	4 487	385 283	334 107
254	475	119 366	87 741	773	305	182	85 933	62 802
133	192	19 990	17 050	398	220	649	34 067	28 283
238	282	77 207	63 286	309	234	24	32 724	16 892
207	151	28 328	27 213	929	450	685	127 676	119 888
966	399	107 940	80 377	1 347	621	738	148 094	130 815
360	860	197 435	194 899	619	445	1 095	116 234	144 023
273	470	80 353	68 434	337	140	77	32 872	28 294
421	570	115 713	93 933	816	482	321	90 000	71 615
711	980	118 915	100 479	1 409	569	577	140 197	124 762
305	231	20 957	21 629	180	227	180	30 559	26 550
9	40	2 490	2 399	12	3	15	1 071	1 052
261	273	83 127	78 152	348	237	384	89 014	75 577
217	208	45 890	29 911	251	150	318	20 412	16 535
8	20	1 501	1 418	95	38	98	6 706	8 898
99	136	15 913	10 588	95	70	122	17 122	12 223
5	21	615	396	1	1	3	4	4
542	901	236 051	178 770	1 658	479	829	192 861	160 800
48	170	13 845	21 742	99	52	126	17 492	11 771
9	4	5 750	5 338	14	10	5	4 818	2 756
3	8	6 940	5 181	3	1	4	200	122
67	63	18 338	13 006	18	17	4	2 770	1 639

五、国际科技交流

表 37　各类高等学校国际科技交流

	合作研究		国际学术会议			
	派遣（人次）	接受（人次）	出席人员（人次）	交流论文（篇）	特邀报告（篇）	主办（次）
合计	**35 005**	**33 051**	**121 174**	**76 189**	**12 697**	**2 229**
按学校规格分						
"211"及省部共建高等学校	20 514	22 136	82 377	50 673	8 290	1 442
其他本科高等学校	13 504	10 523	37 927	25 160	4 386	782
高等专科学校	987	392	870	356	21	5
按学校隶属分						
部委院校	2 360	2 743	11 390	6 575	919	139
教育部直属院校	16 077	17 096	63 396	38 048	6 717	1 141
地方院校	16 568	13 212	46 388	31 566	5 061	949
按学校类型分						
综合大学	10 615	12 580	47 802	26 538	5 111	887
工科院校	13 963	11 841	43 481	34 088	4 054	666
农林院校	3 075	3 145	6 327	4 098	969	157
医药院校	4 112	2 643	16 990	6 150	1 654	353
师范院校	2 659	2 486	5 566	4 190	784	153
其　　他	581	356	1 008	1 125	125	13

表 38　分地区高等学校国际科技交流

	合作研究		国际学术会议			
	派遣（人次）	接受（人次）	出席人员（人次）	交流论文（篇）	特邀报告（篇）	主办（次）
合计	**35 005**	**33 051**	**121 174**	**76 189**	**12 697**	**2 229**
北京市	3 206	5 652	16 440	13 191	2 126	274
天津市	696	1 098	2 796	1 720	287	64
河北省	667	499	1 685	1 667	257	25
山西省	490	317	999	574	200	20
内蒙古自治区	68	71	378	284	44	9
辽宁省	2 127	1 583	6 427	4 554	477	72
吉林省	946	895	2 114	1 485	343	50
黑龙江省	1 348	1 057	4 754	2 674	535	100
上海市	2 451	2 924	16 841	8 913	1 543	323
江苏省	2 174	2 268	8 163	7 114	1 324	185
浙江省	1 265	945	4 202	2 298	567	97
安徽省	1 576	1 407	3 448	1 123	352	35
福建省	349	270	3 886	1 194	105	45
江西省	740	546	640	732	76	19
山东省	1 813	1 640	3 759	2 861	610	156
河南省	743	762	1 951	1 883	294	20
湖北省	1 366	1 456	13 422	5 371	670	134
湖南省	1 355	1 206	2 175	2 444	202	37
广东省	1 543	1 353	7 371	3 570	687	127
广西壮族自治区	370	307	932	734	177	35
海南省	273	103	133	74	12	3
重庆市	852	840	2 444	1 901	432	68
四川省	4 534	1 577	7 819	3 265	461	70
贵州省	288	350	508	130	42	16
云南省	470	495	1 051	1 171	141	23
西藏自治区	22	34	13	13	1	0
陕西省	1 487	2 031	4 841	4 071	441	71
甘肃省	481	627	1 407	711	122	11
青海省	346	243	105	42	5	4
宁夏回族自治区	359	56	149	130	8	2
新疆维吾尔自治区	600	439	321	295	156	134

表 39　部委高等学校国际科技交流

	合作研究		国际学术会议			
	派遣（人次）	接受（人次）	出席人员（人次）	交流论文（篇）	特邀报告（篇）	主办（次）
合计	**18 437**	**19 839**	**74 786**	**44 623**	**7 636**	**1 280**
中央办公厅	14	0	15	9	0	0
国家民族事务委员会	123	97	255	252	10	1
公安部	71	68	47	33	14	0
工业和信息化部	1 022	1 291	7 100	5 097	620	93
交通运输部	425	613	1 406	645	16	13
教育部	16 077	17 096	63 396	38 048	6 717	1 141
中国民用航空总局	6	2	132	123	39	2
中国地震局	26	0	6	3	0	0
国务院侨务办公室	47	48	238	114	33	10
国家安全生产监督管理总局	20	52	40	25	0	0
中国科学院	604	572	2 151	273	187	20
总装备部	2	0	0	1	0	0

表 40　地方高等学校国际科技交流

	合作研究		国际学术会议			
	派遣（人次）	接受（人次）	出席人员（人次）	交流论文（篇）	特邀报告（篇）	主办（次）
合计	**16 568**	**13 212**	**46 388**	**31 566**	**5 061**	**949**
北京市	531	505	2 339	2 150	487	30
天津市	336	636	1 109	829	65	12
河北省	550	379	1 592	1 606	243	25
山西省	490	317	999	574	200	20
内蒙古自治区	68	71	378	284	44	9
辽宁省	1 256	593	2 921	1 884	300	29
吉林省	494	376	726	593	69	21
黑龙江省	754	480	2 067	1 097	206	47
上海市	366	185	3 853	3 573	280	64
江苏省	997	784	2 448	2 280	357	81
浙江省	506	509	1 935	1 265	185	35
安徽省	935	805	1 233	718	158	15
福建省	250	232	1 306	749	79	19
江西省	740	546	640	732	76	19
山东省	1 132	1 137	1 915	2 202	434	92
河南省	743	762	1 951	1 883	294	20
湖北省	495	149	6 961	1 038	134	30
湖南省	884	774	1 038	1 073	102	20
广东省	687	532	3 562	1 617	332	55
广西壮族自治区	370	307	932	734	177	35
海南省	273	103	133	74	12	3
重庆市	412	362	1 360	1 176	216	38
四川省	518	512	1 048	495	86	15
贵州省	288	350	508	130	42	16
云南省	470	495	1 051	1 171	141	23
西藏自治区	22	34	13	13	1	0
陕西省	343	232	1 416	843	165	35
甘肃省	353	307	394	338	9	1
青海省	346	243	105	42	5	4
宁夏回族自治区	359	56	134	108	6	2
新疆维吾尔自治区	600	439	321	295	156	134

六、科技成果及技术转让

表41　各类高等学校科技成果获奖

单位:项

	国家最高科学技术奖		国家自然科学奖		国家发明奖			国家科技进步奖				国务院各部门科技进步奖	省、自治区、直辖市科技进步奖
	合计	特等	合计	二等	合计	一等	二等	合计	特等	一等	二等		
合计	**2**	**1**	**16**	**16**	**51**	**4**	**47**	**238**	**2**	**14**	**222**	**1 008**	**3 561**
按学校规格分													
"211"及省部共建高等学校	1	1	15	15	36	4	32	159	2	9	148	693	1 542
其他本科高等学校	1	0	1	1	15	0	15	79	0	5	74	301	1 906
高等专科学校	0	0	0	0	0	0	0	0	0	0	0	14	113
按学校隶属分													
部委院校	0	0	3	3	10	3	7	13	1	2	10	169	86
教育部直属院校	1	1	12	12	24	1	23	135	1	7	127	508	1 174
地方院校	1	0	1	1	17	0	17	90	0	5	85	331	2 301
按学校类型分													
综合大学	2	1	7	7	19	1	18	65	1	0	64	357	1 012
工科院校	0	0	8	8	27	3	24	124	1	12	111	529	1 311
农林院校	0	0	0	0	2	0	2	31	0	2	29	66	316
医药院校	0	0	0	0	3	0	3	12	0	0	12	37	713
师范院校	0	0	0	1	0	0	0	6	0	0	6	14	164
其　他	0	0	0	0	0	0	0	0	0	0	0	5	45

表 42　分地区高等学校科技成果获奖　　单位：项

	国家最高科学技术奖		国家自然科学奖		国家发明奖			国家科技进步奖				国务院各部门科技进步奖	省、自治区、直辖市科技进步奖
	合计	特等	合计	二等	合计	一等	二等	合计	特等	一等	二等		
合计	**2**	**1**	**16**	**16**	**51**	**4**	**47**	**238**	**2**	**14**	**222**	**1 008**	**3 561**
北京市	0	0	4	4	12	3	9	55	0	5	50	202	145
天津市	0	0	0	0	0	0	0	3	0	0	3	11	96
河北省	0	0	0	0	0	0	0	3	0	0	3	9	177
山西省	0	0	0	0	1	0	1	0	0	0	0	6	70
内蒙古自治区	0	0	0	0	0	0	0	0	0	0	0	0	43
辽宁省	0	0	1	1	1	0	1	2	0	0	2	41	214
吉林省	0	0	1	1	1	0	1	7	0	0	7	26	173
黑龙江省	0	0	1	1	4	0	4	9	1	0	8	24	192
上海市	1	1	1	1	1	0	1	25	0	2	23	80	168
江苏省	0	0	2	2	9	0	9	19	0	1	18	228	179
浙江省	0	0	0	0	8	0	8	16	0	0	16	36	150
安徽省	0	0	2	2	0	0	0	7	0	0	7	11	97
福建省	0	0	0	0	0	0	0	4	0	0	4	3	82
江西省	0	0	0	0	0	0	0	1	0	0	1	2	47
山东省	0	0	0	0	1	1	0	6	0	0	6	47	296
河南省	0	0	0	0	0	0	0	4	0	0	4	4	185
湖北省	1	0	1	1	2	0	2	21	0	1	20	51	236
湖南省	0	0	0	0	3	0	3	13	0	1	12	56	165
广东省	0	0	1	1	1	0	1	8	0	1	7	29	148
广西壮族自治区	0	0	0	0	0	0	0	0	0	0	0	7	81
海南省	0	0	0	0	0	0	0	0	0	0	0	0	19
重庆市	0	0	0	0	1	0	1	8	1	0	7	13	80
四川省	0	0	0	0	1	0	1	9	0	1	8	46	112
贵州省	0	0	0	0	0	0	0	1	0	0	1	0	43
云南省	0	0	0	0	2	0	2	1	0	0	1	6	78
西藏自治区	0	0	0	0	0	0	0	1	0	0	1	3	1
陕西省	0	0	0	0	3	0	3	12	0	2	10	56	159
甘肃省	0	0	2	2	0	0	0	2	0	0	2	10	49
青海省	0	0	0	0	0	0	0	0	0	0	0	0	7
宁夏回族自治区	0	0	0	0	0	0	0	0	0	0	0	0	16
新疆维吾尔自治区	0	0	0	0	0	0	0	1	0	0	1	1	53

表 43　部委高等学校科技成果获奖

单位：项

	国家最高科学技术奖		国家自然科学奖		国家发明奖			国家科技进步奖				国务院各部门科技进步奖	省、自治区、直辖市科技进步奖
	合计	特等	合计	二等	合计	一等	二等	合计	特等	一等	二等		
合计	**1**	**1**	**15**	**15**	**34**	**4**	**30**	**148**	**2**	**9**	**137**	**677**	**1 260**
中央办公厅	0	0	0	0	0	0	0	0	0	0	0	2	0
国家民族事务委员会	0	0	0	0	0	0	0	0	0	0	0	0	2
公安部	0	0	0	0	0	0	0	0	0	0	0	3	0
工业和信息化部	0	0	2	2	9	3	6	13	1	2	10	147	60
交通运输部	0	0	0	0	0	0	0	0	0	0	0	1	6
教育部	1	1	12	12	24	1	23	135	1	7	127	508	1 174
中国民用航空总局	0	0	0	0	0	0	0	0	0	0	0	12	2
中国地震局	0	0	0	0	0	0	0	0	0	0	0	0	0
国务院侨务办公室	0	0	0	0	1	0	1	0	0	0	0	0	5
国家安全生产监督管理总局	0	0	0	0	0	0	0	0	0	0	0	0	6
中国科学院	0	0	1	1	0	0	0	0	0	0	0	2	5
总装备部	0	0	0	0	0	0	0	0	0	0	0	2	0

表 44 地方高等学校科技成果获奖

单位:项

	国家最高科学技术奖		国家自然科学奖		国家发明奖			国家科技进步奖				国务院各部门科技进步奖	省、自治区、直辖市科技进步奖
	合计	特等	合计	二等	合计	一等	二等	合计	特等	一等	二等		
合计	**1**	**0**	**1**	**1**	**17**	**0**	**17**	**90**	**0**	**5**	**85**	**331**	**2 301**
北京市	0	0	0	0	0	0	0	8	0	1	7	10	18
天津市	0	0	0	0	0	0	0	1	0	0	1	2	60
河北省	0	0	0	0	0	0	0	3	0	0	3	6	171
山西省	0	0	0	0	1	0	1	0	0	0	0	6	70
内蒙古自治区	0	0	0	0	0	0	0	0	0	0	0	0	43
辽宁省	0	0	0	0	0	0	0	2	0	0	2	17	180
吉林省	0	0	0	0	0	0	0	2	0	0	2	18	82
黑龙江省	0	0	0	0	2	0	2	2	0	0	2	8	144
上海市	0	0	0	0	0	0	0	2	0	0	2	30	26
江苏省	0	0	0	0	3	0	3	5	0	0	5	68	108
浙江省	0	0	0	0	5	0	5	6	0	0	6	17	55
安徽省	0	0	1	1	0	0	0	7	0	0	7	4	73
福建省	0	0	0	0	0	0	0	4	0	0	4	1	58
江西省	0	0	0	0	0	0	0	1	0	0	1	2	47
山东省	0	0	0	0	0	0	0	5	0	0	5	36	184
河南省	0	0	0	0	0	0	0	4	0	0	4	4	185
湖北省	1	0	0	0	2	0	2	8	0	1	7	14	111
湖南省	0	0	0	0	1	0	1	8	0	1	7	13	96
广东省	0	0	0	0	0	0	0	5	0	1	4	16	94
广西壮族自治区	0	0	0	0	0	0	0	0	0	0	0	7	81
海南省	0	0	0	0	0	0	0	0	0	0	0	0	19
重庆市	0	0	0	0	1	0	1	4	0	0	4	9	42
四川省	0	0	0	0	0	0	0	5	0	0	5	9	51
贵州省	0	0	0	0	0	0	0	1	0	0	1	0	43
云南省	0	0	0	0	2	0	2	1	0	0	1	6	78
西藏自治区	0	0	0	0	0	0	0	1	0	0	1	3	1
陕西省	0	0	0	0	0	0	0	4	0	1	3	15	73
甘肃省	0	0	0	0	0	0	0	0	0	0	0	9	33
青海省	0	0	0	0	0	0	0	0	0	0	0	0	7
宁夏回族自治区	0	0	0	0	0	0	0	0	0	0	0	0	15
新疆维吾尔自治区	0	0	0	0	0	0	0	1	0	0	1	1	53

	出版科技著作		发表学术论文（篇）		国家级项目验收（项）						
							项目来源				
	数量（部）	字数（千字）	合计	其中：国外学术刊物	合计	其中：与其他单位合作	973计划	科技攻关计划	863计划	自然基金项目	其他
合计	**13 898**	**4 219 585**	**703 538**	**151 542**	**3 135**	**568**	**214**	**302**	**1 131**	**765**	**723**
按学校规格分											
"211"及省部共建高等学校	3 606	1 991 732	338 303	107 897	2 643	459	178	227	1 020	553	665
其他本科高等学校	7 406	1 519 519	334 884	43 078	488	106	33	75	110	212	58
高等专科学校	2 886	708 334	30 351	567	4	3	3	0	1	0	0
按学校隶属分											
部委院校	529	130 507	42 717	15 333	535	41	7	5	234	29	260
教育部直属院校	2 459	1 665 451	250 214	82 356	1 984	366	145	187	738	516	398
地方院校	10 910	2 423 627	410 607	53 853	616	161	62	110	159	220	65
按学校类型分											
综合大学	2 791	1 744 100	222 188	65 056	1 218	245	109	114	444	362	189
工科院校	5 690	1 165 151	277 023	57 088	1 634	224	75	105	610	314	530
农林院校	1 354	483 065	45 550	7 864	134	55	17	51	45	21	0
医药院校	2 797	583 829	95 143	7 376	95	29	9	22	16	48	0
师范院校	976	185 510	53 155	12 652	42	12	4	5	16	13	4
其　他	290	57 930	10 479	1 506	12	3	0	5	0	7	0

学校科技成果

知识产权与专利											
专利申请数(项)				专利授权数(项)				专利出售数			其他知识产权(个)
合计	发明专利	实用新型	外观设计	合计	发明专利	实用新型	外观设计	合同数(项)	总金额(千元)	当年实际收入(千元)	
54 099	**35 697**	**10 668**	**7 734**	**24 708**	**14 242**	**7 357**	**3 109**	**1 571**	**762 182**	**562 149**	**3 191**
32 363	25 417	4 603	2 343	15 246	11 054	3 186	1 006	866	333 754	173 088	1 984
20 855	10 078	5 696	5 081	8 914	3 120	3 873	1 921	685	424 157	387 782	1 088
881	202	369	310	548	68	298	182	20	4 271	1 279	119
5 164	4 323	569	272	2 125	1 771	252	102	70	289 359	287 665	60
24 099	18 645	3 393	2 061	11 725	8 412	2 416	897	697	278 059	141 875	1 793
24 836	12 729	6 706	5 401	10 858	4 059	4 689	2 110	804	194 764	132 609	1 338
17 190	12 272	2 789	2 129	8 311	5 341	2 122	848	479	423 387	358 360	820
30 505	18 973	6 305	5 227	13 869	7 478	4 306	2 085	865	264 707	155 363	1 882
2 708	1 962	591	155	996	617	340	39	96	17 080	7 945	373
1 098	810	284	4	507	293	212	2	28	34 240	26 280	11
2 101	1 437	554	110	833	465	310	58	61	18 083	10 655	64
497	243	145	109	192	48	67	77	42	4 685	3 546	41

表 46　分地区高等

	出版科技著作		发表学术论文(篇)		国家级项目验收(项)						
							项目来源				
	数量(部)	字数(千字)	合计	其中:国外学术刊物	合计	其中:与其他单位合作	973计划	科技攻关计划	863计划	自然基金项目	其他
合计	**13 898**	**4 219 585**	**703 538**	**151 542**	**3 135**	**568**	**214**	**302**	**1 131**	**765**	**723**
北京市	1 201	294 246	62 507	15 717	679	133	36	27	265	96	255
天津市	288	60 182	14 700	5 612	104	44	19	21	34	24	6
河北省	350	82 168	20 765	2 625	31	8	2	10	5	4	10
山西省	365	42 424	9 947	1 610	3	1	0	1	1	1	0
内蒙古自治区	183	20 753	6 725	476	4	2	3	0	1	0	0
辽宁省	888	146 296	32 998	5 436	95	1	4	6	56	20	9
吉林省	326	63 886	18 256	3 458	42	11	3	1	16	8	14
黑龙江省	590	118 061	25 392	9 605	152	36	9	26	82	14	21
上海市	566	170 617	51 094	16 240	290	24	1	47	126	50	66
江苏省	1 152	256 896	62 636	16 944	209	42	19	17	101	32	40
浙江省	432	83 717	31 187	10 039	142	51	13	5	68	34	22
安徽省	698	72 404	21 572	3 594	102	12	5	3	22	47	25
福建省	135	293 414	10 173	3 188	28	1	2	1	17	4	4
江西省	266	33 669	13 286	1 409	35	10	3	12	1	16	3
山东省	600	119 471	33 711	7 492	325	78	34	27	58	181	25
河南省	1 487	194 922	28 142	3 063	23	5	4	1	2	14	2
湖北省	805	1 118 511	48 079	10 944	90	5	2	7	28	19	34
湖南省	659	123 913	28 300	4 337	115	4	12	8	13	66	16
广东省	608	132 132	39 073	6 699	65	12	8	8	32	13	4
广西壮族自治区	193	69 383	16 421	1 171	9	1	2	1	2	2	2
海南省	52	9 672	1 789	165	0	0	0	0	0	0	0
重庆市	269	50 156	16 820	3 522	94	39	6	22	27	17	22
四川省	585	149 888	38 130	8 044	209	23	10	30	51	67	51
贵州省	90	10 920	6 577	348	1	0	0	0	1	0	0
云南省	185	26 258	9 681	1 102	26	5	8	4	0	14	0
西藏自治区	4	301 012	315	25	1	0	0	0	0	1	0
陕西省	626	121 200	35 572	6 215	246	16	7	14	119	15	91
甘肃省	221	39 407	9 060	2 015	9	2	0	1	1	6	1
青海省	12	944	1 315	55	0	0	0	0	0	0	0
宁夏回族自治区	17	3 477	2 938	81	0	0	0	0	0	0	0
新疆维吾尔自治区	45	9 586	6 377	311	6	2	2	2	2	0	0

知识产权与专利											
专利申请数(项)				专利授权数(项)				专利出售数			其他知识产权(个)
合计	发明专利	实用新型	外观设计	合计	发明专利	实用新型	外观设计	合同数(项)	总金额(千元)	当年实际收入(千元)	
54 099	**35 697**	**10 668**	**7 734**	**24 708**	**14 242**	**7 357**	**3 109**	**1 571**	**762 182**	**562 149**	**3 191**
6 846	5 943	875	28	3 296	2 631	653	12	135	86 621	26 903	734
1 978	1 409	296	273	611	414	189	8	50	6 986	4 322	30
670	363	291	16	409	174	231	4	62	13 863	9 718	71
317	263	52	2	172	138	31	3	32	2 220	2 070	1
99	49	50	0	43	27	16	0	0	0	0	2
3 836	1 318	617	1 901	1 019	521	305	193	35	23 775	8 362	37
762	548	207	7	332	191	136	5	14	9 055	3 459	9
2 049	1 768	235	46	905	742	135	28	29	1 850	1 777	8
5 769	4 298	840	631	2 920	1 783	728	409	127	38 729	40 781	315
7 781	4 408	1 398	1 975	3 246	1 490	877	879	177	72 310	39 577	401
5 829	2 867	1 296	1 666	3 221	1 371	905	945	140	23 100	17 861	746
640	528	101	11	319	209	99	11	53	3 818	2 685	60
673	529	139	5	359	253	102	4	46	296 378	288 829	26
558	275	221	62	132	47	66	19	11	8 400	8 300	11
2 016	1 336	646	34	910	416	480	14	83	9 185	7 205	78
655	446	199	10	368	213	152	3	14	17 769	6 299	42
2 391	1 508	526	357	1 324	730	397	197	155	24 428	13 167	53
1 090	781	301	8	629	368	248	13	33	11 693	5 063	38
2 580	1 879	537	164	1 265	772	433	60	153	62 028	41 701	147
328	252	70	6	130	67	61	2	33	4 515	3 243	80
45	37	8	0	18	11	7	0	7	876	876	0
1 408	977	338	93	563	298	200	65	71	14 109	12 913	10
1 408	1 116	268	24	669	477	166	26	49	16 944	6 003	50
82	58	22	2	64	31	33	0	2	630	630	0
805	471	333	1	385	88	297	0	10	4 900	3 500	67
0	0	0	0	0	0	0	0	0	0	0	0
3 069	1 973	685	411	1 243	696	338	209	43	6 620	5 725	132
313	241	71	1	117	65	52	0	6	1 080	1 080	13
12	6	6	0	7	3	4	0	0	0	0	22
12	10	2	0	6	4	2	0	0	0	0	0
78	40	38	0	26	12	14	0	1	300	100	8

表 47　部委高等

	出版科技著作		发表学术论文(篇)		国家级项目验收(项)						
	数量(部)	字数(千字)	合计	其中：国外学术刊物	合计	其中：与其他单位合作	项目来源				
							973计划	科技攻关计划	863计划	自然基金项目	其他
合计	**2 988**	**1 795 958**	**292 931**	**97 689**	**2 519**	**407**	**152**	**192**	**972**	**545**	**658**
中央办公厅	0	0	92	14	0	0	0	0	0	0	0
国家民族事务委员会	45	13 173	2 329	490	0	0	0	0	0	0	0
公安部	10	2 784	440	15	4	2	0	4	0	0	0
工业和信息化部	289	79 252	30 460	11 325	482	33	5	1	219	18	239
交通运输部	78	22 654	1 502	335	0	0	0	0	0	0	0
教育部	2 459	1 665 451	250 214	82 356	1 984	366	145	187	738	516	398
中国民用航空总局	12	2 221	720	151	1	0	0	0	1	0	0
中国地震局	0	0	188	0	0	0	0	0	0	0	0
国务院侨务办公室	24	1 236	2 714	1 212	2	0	0	0	2	0	0
国家安全生产监督管理总局	28	3 393	545	40	0	0	0	0	0	0	0
中国科学院	8	2 318	3 630	1 751	46	6	2	0	12	11	21
总装备部	35	3 476	97	0	0	0	0	0	0	0	0

学校科技成果

知识产权与专利											
专利申请数(项)				专利授权数(项)				专利出售数			其他知识产权(个)
合计	发明专利	实用新型	外观设计	合计	发明专利	实用新型	外观设计	合同数(项)	总金额(千元)	当年实际收入(千元)	
29 263	**22 968**	**3 962**	**2 333**	**13 850**	**10 183**	**2 668**	**999**	**767**	**567 418**	**429 540**	**1 853**
0	0	0	0	0	0	0	0	0	0	0	0
41	27	12	2	17	5	11	1	2	360	80	1
3	0	3	0	3	1	2	0	0	0	0	7
4 519	3 882	370	267	1 812	1 553	158	101	55	5 530	4 219	17
231	87	141	3	67	33	34	0	0	0	0	0
24 099	18 645	3 393	2 061	11 725	8 412	2 416	897	697	278 059	141 875	1 793
39	32	7	0	8	5	3	0	2	106	106	8
0	0	0	0	0	0	0	0	0	0	0	0
110	95	15	0	94	82	12	0	5	283 200	283 200	0
1	1	0	0	0	0	0	0	0	0	0	0
219	199	20	0	123	92	31	0	6	163	60	27
1	0	1	0	1	0	1	0	0	0	0	0

表 48　地方高等学校

	出版科技著作		发表学术论文(篇)		国家级项目验收(项)						
	数量(部)	字数(千字)	合计	其中：国外学术刊物	合计	其中：与其他单位合作	项目来源				
							973计划	科技攻关计划	863计划	自然基金项目	其他
合计	**10 910**	**2 423 627**	**410 607**	**53 853**	**616**	**161**	**62**	**110**	**159**	**220**	**65**
北京市	499	106 504	13 260	1 528	21	4	1	2	10	5	3
天津市	227	44 241	6 754	1 198	17	6	1	3	3	9	1
河北省	312	75 991	19 777	2 570	27	6	2	6	5	4	10
山西省	365	42 424	9 947	1 610	3	1	0	1	1	1	0
内蒙古自治区	183	20 753	6 725	476	4	2	3	0	1	0	0
辽宁省	736	103 098	21 561	2 192	29	1	1	3	8	11	6
吉林省	265	44 288	11 750	1 311	18	2	0	0	4	0	14
黑龙江省	393	78 858	11 870	2 313	67	33	7	26	23	11	0
上海市	271	59 659	12 048	2 040	13	0	0	1	3	5	4
江苏省	864	190 017	36 798	7 934	66	22	3	10	32	12	9
浙江省	325	54 646	14 364	3 566	41	6	4	1	7	23	6
安徽省	673	66 792	15 652	1 590	16	6	3	3	8	2	0
福建省	124	290 299	7 758	919	3	1	0	0	3	0	0
江西省	266	33 669	13 286	1 409	35	10	3	12	1	16	3
山东省	518	104 650	25 275	4 454	54	10	3	4	8	39	0
河南省	1 487	194 922	28 142	3 063	23	5	4	1	2	14	2
湖北省	540	83 274	18 655	2 253	13	3	0	6	2	5	0
湖南省	513	87 506	18 195	1 874	13	1	4	1	3	2	3
广东省	447	94 261	24 679	2 875	13	4	1	6	4	2	0
广西壮族自治区	193	69 383	16 421	1 171	9	1	2	1	2	2	2
海南省	52	9 672	1 789	165	0	0	0	0	0	0	0
重庆市	257	48 313	9 713	1 576	22	4	0	1	5	16	0
四川省	415	59 602	14 615	1 571	44	21	5	11	6	21	1
贵州省	90	10 920	6 577	348	1	0	0	0	1	0	0
云南省	185	26 258	9 681	1 102	26	5	8	4	0	14	0
西藏自治区	4	301 012	315	25	1	0	0	0	0	1	0
陕西省	437	76 698	17 832	1 695	30	4	5	4	15	5	1
甘肃省	195	31 910	7 048	643	1	1	0	1	0	0	0
青海省	12	944	1 315	55	0	0	0	0	0	0	0
宁夏回族自治区	17	3 477	2 428	16	0	0	0	0	0	0	0
新疆维吾尔自治区	45	9 586	6 377	311	6	2	2	2	2	0	0

科技成果

知识产权与专利											
专利申请数(项)				专利授权数(项)				专利出售数			其他知识产权(个)
合计	发明专利	实用新型	外观设计	合计	发明专利	实用新型	外观设计	合同数(项)	总金额(千元)	当年实际收入(千元)	
24 836	**12 729**	**6 706**	**5 401**	**10 858**	**4 059**	**4 689**	**2 110**	**804**	**194 764**	**132 609**	**1 338**
862	538	322	2	537	265	267	5	16	4 255	2 045	11
1 028	529	226	273	264	108	148	8	40	2 950	2 830	22
666	362	288	16	406	173	229	4	62	13 863	9 718	64
317	263	52	2	172	138	31	3	32	2 220	2 070	1
99	49	50	0	43	27	16	0	0	0	0	2
2 974	677	401	1 896	620	219	209	192	13	2 578	1 888	12
298	193	99	6	139	58	76	5	3	1 423	912	9
557	345	200	12	234	78	129	27	5	460	387	6
2 338	1 391	523	424	1 198	367	478	353	16	3 545	1 865	131
2 617	1 830	612	175	1 095	530	427	138	92	36 308	27 353	259
3 618	1 169	832	1 617	1 964	477	574	913	49	4 980	3 820	412
227	158	58	11	113	57	45	11	29	2 785	1 755	15
373	265	104	4	169	93	72	4	34	12 228	4 679	6
558	275	221	62	132	47	66	19	11	8 400	8 300	11
1 180	659	487	34	526	187	325	14	39	7 025	5 075	38
655	446	199	10	368	213	152	3	14	17 769	6 299	42
771	317	164	290	391	105	143	143	115	5 458	6 337	10
446	239	204	3	263	96	162	5	31	9 593	4 563	28
1 223	799	313	111	563	243	261	59	61	28 127	19 477	48
328	252	70	6	130	67	61	2	33	4 515	3 243	80
45	37	8	0	18	11	7	0	7	876	876	0
682	381	208	93	276	95	116	65	43	11 655	11 196	6
395	251	126	18	157	69	77	11	19	5 756	1 546	14
82	58	22	2	64	31	33	0	2	630	630	0
805	471	333	1	385	88	297	0	10	4 900	3 500	67
0	0	0	0	0	0	0	0	0	0	0	0
1 353	543	478	332	506	154	226	126	21	1 085	1 065	11
241	180	60	1	86	44	42	0	6	1 080	1 080	3
12	6	6	0	7	3	4	0	0	0	0	22
8	6	2	0	6	4	2	0	0	0	0	0
78	40	38	0	26	12	14	0	1	300	100	8

表 49　各类高等

学校名称	合同数(项)					合同金	
	合计	国有企业	外资企业	民营企业	其他	合计	国有企业
合计	**8 770**	**2 902**	**392**	**4 534**	**942**	**3 119 743**	**1 068 281**
按学校规格分							
"211"及省部共建高等学校	5 373	1 753	270	2 723	627	1 975 765	710 169
其他本科高等学校	3 344	1 142	119	1 769	314	1 136 621	357 144
高等专科学校	53	7	3	42	1	7 357	968
按学校隶属分							
部委院校	393	145	17	168	63	382 213	36 104
教育部直属院校	4 375	1 263	226	2 384	502	1 666 156	574 970
地方院校	4 002	1 494	149	1 982	377	1 071 374	457 207
按学校类型分							
综合大学	3 402	1 075	160	1 818	349	1 306 165	424 062
工科院校	3 969	1 460	189	1 928	392	1 484 466	552 641
农林院校	805	209	17	474	105	177 391	61 318
医药院校	151	22	1	74	54	81 196	17 450
师范院校	242	51	25	134	32	54 531	7 434
其　　他	201	85	0	106	10	15 994	5 376

额(千元)			当年实际收入(千元)				
外资企业	民营企业	其他	合计	国有企业	外资企业	民营企业	其他
169 091	**1 487 682**	**394 689**	**2 152 646**	**755 191**	**104 812**	**1 076 089**	**216 554**
140 796	806 795	318 005	1 250 730	507 878	87 747	478 890	176 215
27 795	675 028	76 654	838 754	246 535	16 765	535 135	40 319
500	5 859	30	63 162	778	300	62 064	20
14 780	320 801	10 528	349 090	30 552	3 953	309 784	4 801
119 557	686 308	285 321	1 049 835	401 689	79 437	409 632	159 077
34 754	480 573	98 840	753 721	322 950	21 422	356 673	52 676
55 277	741 066	85 760	916 848	307 886	28 202	519 261	61 499
99 101	574 590	258 134	967 978	388 575	70 292	375 637	133 474
3 271	97 803	14 999	176 819	37 094	2 865	129 469	7 391
50	31 736	31 960	46 518	11 570	30	23 564	11 354
11 392	32 611	3 094	33 186	5 249	3 423	22 420	2 094
0	9 876	742	11 297	4 817	0	5 738	742

表 50 分地区高等

学校名称	合同数(项)					合同金	
	合计	国有企业	外资企业	民营企业	其他	合计	国有企业
合计	**8 770**	**2 902**	**392**	**4 534**	**942**	**3 119 743**	**1 068 281**
北京市	884	237	69	360	218	774 053	248 506
天津市	222	86	29	71	36	47 077	13 819
河北省	264	105	20	71	68	62 812	27 225
山西省	80	77	0	3	0	3 112	2 602
内蒙古自治区	17	11	0	6	0	8 507	6 130
辽宁省	251	44	9	137	61	93 477	25 741
吉林省	136	64	0	71	1	24 274	6 733
黑龙江省	197	45	1	144	7	32 847	14 608
上海市	467	105	7	325	30	167 023	43 611
江苏省	993	298	50	514	131	327 069	109 287
浙江省	533	134	3	381	15	114 826	50 421
安徽省	792	361	5	348	78	115 440	75 568
福建省	83	16	24	43	0	313 282	4 540
江西省	31	8	2	20	1	31 413	6 070
山东省	1 236	269	57	806	104	236 296	95 260
河南省	117	33	1	76	7	47 141	12 398
湖北省	328	73	9	204	42	69 271	15 469
湖南省	401	153	18	221	9	125 532	66 683
广东省	349	21	19	265	44	166 497	2 287
广西壮族自治区	40	11	0	18	11	7 374	1 170
海南省	7	5	0	2	0	876	606
重庆市	617	343	51	180	43	151 516	112 064
四川省	192	91	10	86	5	60 565	32 600
贵州省	4	0	0	4	0	1 230	0
云南省	21	0	0	18	3	11 300	0
陕西省	427	244	8	147	28	112 813	83 713
甘肃省	12	7	0	5	0	2 820	1 070
新疆维吾尔自治区	69	61	0	8	0	11 300	10 100

学校技术转让

额(千元)			当年实际收入(千元)				
外资企业	民营企业	其他	合计	国有企业	外资企业	民营企业	其他
169 091	**1 487 682**	**394 689**	**2 152 646**	**755 191**	**104 812**	**1 076 089**	**216 554**
57 596	234 463	233 488	474 039	174 892	36 497	148 494	114 156
6 651	19 275	7 332	34 552	14 874	7 181	6 627	5 870
4 816	17 911	12 860	40 828	18 315	3 675	12 578	6 260
0	510	0	2 957	2 447	0	510	0
0	2 377	0	5 987	4 295	0	1 692	0
6 565	29 106	32 065	37 543	8 037	3 410	13 312	12 784
0	17 338	203	10 793	4 030	0	6 560	203
10	18 123	106	20 063	13 260	12	6 695	96
1 940	118 280	3 192	102 719	36 583	489	63 018	2 629
12 636	174 333	30 813	227 105	82 058	9 113	118 062	17 872
844	60 841	2 720	83 808	36 282	429	45 226	1 871
120	33 899	5 853	93 952	63 416	90	26 203	4 243
11 250	297 492	0	294 063	2 868	3 281	287 914	0
960	23 379	1 004	26 695	5 970	820	19 252	653
8 215	104 647	28 174	161 565	70 875	5 175	61 797	23 718
50	34 283	410	30 484	7 764	50	22 420	250
8 560	42 458	2 784	38 025	6 845	2 254	26 923	2 003
3 413	53 987	1 449	141 429	39 460	3 007	97 593	1 369
32 595	116 634	14 981	77 912	1 785	19 214	48 876	8 037
0	4 906	1 298	5 108	594	0	3 265	1 249
0	270	0	876	606	0	270	0
6 919	24 318	8 215	102 785	72 396	6 203	16 030	8 156
4 240	22 275	1 450	36 860	20 359	2 590	13 199	712
0	1 230	0	1 230	0	0	1 230	0
0	8 700	2 600	6 800	0	0	5 700	1 100
1 711	23 697	3 692	83 048	57 060	1 322	21 343	3 323
0	1 750	0	1 920	1 020	0	900	0
0	1 200	0	9 500	9 100	0	400	0

表 51　部委高等

	合同数(项)					合同金	
	合计	国有企业	外资企业	民营企业	其他	合计	国有企业
合计	**4 768**	**1 408**	**243**	**2 552**	**565**	**2 048 369**	**611 074**
国家民族事务委员会	18	5	0	13	0	2 973	510
工业和信息化部	278	127	15	99	37	64 028	33 730
教育部	4 375	1 263	226	2 384	502	1 666 156	574 970
中国民用航空总局	2	2	0	0	0	106	106
国务院侨务办公室	86	8	2	50	26	314 365	1 180
中国科学院	6	0	0	6	0	163	0
总装备部	3	3	0	0	0	578	578

学校技术转让

额(千元)			当年实际收入(千元)				
外资企业	民营企业	其他	合计	国有企业	外资企业	民营企业	其他
134 337	**1 007 109**	**295 849**	**1 398 925**	**432 241**	**83 390**	**719 416**	**163 878**
0	2 463	0	1 493	510	0	983	0
1 680	25 621	2 997	50 108	28 256	1 300	19 298	1 254
119 557	686 308	285 321	1 049 835	401 689	79 437	409 632	159 077
0	0	0	106	106	0	0	0
13 100	292 554	7 531	296 823	1 180	2 653	289 443	3 547
0	163	0	60	0	0	60	0
0	0	0	500	500	0	0	0

表 52　地方高等

	合同数(项)					合同金	
	合计	国有企业	外资企业	民营企业	其他	合计	国有企业
合计	**4 002**	**1 494**	**149**	**1 982**	**377**	**1 071 374**	**457 207**
北京市	176	31	6	99	40	71 711	17 648
天津市	65	10	10	39	6	7 909	2 750
河北省	264	105	20	71	68	62 812	27 225
山西省	80	77	0	3	0	3 112	2 602
内蒙古自治区	17	11	0	6	0	8 507	6 130
辽宁省	212	31	3	117	61	70 417	14 842
吉林省	125	64	0	60	1	16 642	6 733
黑龙江省	52	32	1	15	4	15 582	13 578
上海市	47	10	4	31	2	10 843	2 212
江苏省	296	87	9	187	13	99 746	44 344
浙江省	349	61	2	284	2	52 722	11 327
安徽省	508	255	5	182	66	89 207	63 798
福建省	69	14	24	31	0	27 190	2 690
江西省	31	8	2	20	1	31 413	6 070
山东省	198	63	5	128	2	62 846	20 260
河南省	117	33	1	76	7	47 141	12 398
湖北省	128	34	7	57	30	11 193	6 399
湖南省	300	110	18	163	9	94 204	53 855
广东省	108	8	3	94	3	73 992	794
广西壮族自治区	40	11	0	18	11	7 374	1 170
海南省	7	5	0	2	0	876	606
重庆市	295	148	21	103	23	86 593	60 326
四川省	149	83	5	60	1	44 247	30 200
贵州省	4	0	0	4	0	1 230	0
云南省	21	0	0	18	3	11 300	0
陕西省	265	135	3	103	24	49 295	38 080
甘肃省	10	7	0	3	0	1 970	1 070
新疆维吾尔自治区	69	61	0	8	0	11 300	10 100

额(千元)			当年实际收入(千元)				
外资企业	民营企业	其他	合计	国有企业	外资企业	民营企业	其他
34 754	**480 573**	**98 840**	**753 721**	**322 950**	**21 422**	**356 673**	**52 676**
1 501	33 673	18 889	36 815	8 397	540	17 808	10 070
686	2 335	2 138	5 784	2 730	686	2 230	138
4 816	17 911	12 860	40 828	18 315	3 675	12 578	6 260
0	510	0	2 957	2 447	0	510	0
0	2 377	0	5 987	4 295	0	1 692	0
565	22 945	32 065	29 686	5 412	410	11 080	12 784
0	9 706	203	8 246	4 030	0	4 013	203
10	1 938	56	13 673	12 230	12	1 385	46
1 580	7 001	50	4 815	1 312	135	3 318	50
677	53 488	1 237	66 133	30 116	591	34 624	802
744	40 501	150	43 136	8 757	329	33 950	100
120	20 936	4 353	72 822	54 846	90	14 843	3 043
11 250	13 250	0	7 971	1 018	3 281	3 672	0
960	23 379	1 004	26 695	5 970	820	19 252	653
215	39 857	2 514	40 655	18 875	175	21 007	598
50	34 283	410	30 484	7 764	50	22 420	250
560	2 650	1 584	6 857	3 245	354	2 055	1 203
3 413	35 487	1 449	123 789	32 120	3 007	87 293	1 369
920	67 228	5 050	27 487	411	780	23 726	2 570
0	4 906	1 298	5 108	594	0	3 265	1 249
0	270	0	876	606	0	270	0
5 357	13 812	7 098	72 066	49 233	5 157	10 578	7 098
1 240	11 807	1 000	29 733	18 959	1 240	9 034	500
0	1 230	0	1 230	0	0	1 230	0
0	8 700	2 600	6 800	0	0	5 700	1 100
90	8 293	2 832	31 668	21 148	90	7 840	2 590
0	900	0	1 920	1 020	0	900	0
0	1 200	0	9 500	9 100	0	400	0

第二部分

高等学校科技活动概况

表 53 各类高等

	教学与科研人员(人)			研究与发展人员(人年)				科技经费(千元)					
	合计	其中:科学家与工程师		合计	其中:科学家与工程师		全时当量人员	合计*	当年拨入				当年内部支出
		小计	其中:高级职称		小计	其中:高级职称			小计	政府资金	企事业单位委托**	其他	
合计	**796 327**	**761 292**	**276 100**	**314 747**	**305 703**	**207 542**	**252 502**	**72 773 500**	**67 675 028**	**40 296 145**	**22 449 923**	**4 928 960**	**1 809 024**
按学校规格分													
“211”及省部共建高等学校	281 677	267 077	109 398	148 355	142 568	96 043	119 112	50 861 523	47 261 763	29 462 700	15 453 844	2 345 219	1 406 920
其他本科高等学校	443 229	426 068	146 134	157 043	153 947	105 018	125 913	21 398 184	19 920 951	10 538 609	6 892 410	2 489 932	399 443
高等专科学校	71 421	68 147	20 568	9 349	9 188	6 481	7 477	513 793	492 314	294 836	103 669	93 809	2 661
按学校隶属分													
部委院校	826 609	790 262	289 316	331 599	322 065	220 159	265 982	81 031 141	75 860 634	45 633 767	25 030 217	5 196 650	2 230 991
教委直属院校	201 493	190 797	77 851	107 645	103 241	68 952	86 445	38 344 993	35 146 189	21 643 570	11 712 978	1 789 641	919 072
地方院校	564 552	541 525	185 033	190 250	186 100	125 973	152 577	26 170 866	24 343 233	13 314 953	8 156 651	2 871 629	467 985
按学校类型分													
综合大学	240 434	228 174	85 267	105 305	100 874	65 927	84 591	23 198 005	22 113 686	14 106 281	6 708 585	1 298 820	450 837
工科院校	260 455	251 447	98 666	108 561	106 773	75 877	86 814	37 917 099	34 065 426	17 391 870	14 473 756	2 199 800	910 860
农林院校	45 988	43 449	18 127	18 869	18 207	14 108	15 130	5 092 260	5 085 477	4 143 352	590 871	351 254	278 468
医药院校	181 145	172 053	48 300	55 518	53 894	32 777	44 403	3 221 263	3 208 119	2 554 255	162 392	491 472	101 386
师范院校	55 152	53 517	21 139	22 082	21 574	15 457	18 001	2 879 178	2 743 369	1 813 767	436 448	493 154	65 829
其他	13 153	12 652	4 601	4 412	4 381	3 396	3 563	465 695	458 951	286 620	77 871	94 460	1 644

*指“当年拨入经费合计”。(下同)

**仅指当年实际进入学校财务。(下同)

学校科技活动概况

科技课题				科技成果及技术转让							成果授奖(项)	
				专著		学术论文(篇)			技术转让			
课题总数(项)	当年投入人数(人)	当年拨入经费(千元)	当年支出经费(千元)	数量(部)	字数(千字)	合计	国外及全国性刊物发表	鉴定成果数(项)	签订合同数(项)	当年实际收入(千元)	合计	其中:国家级奖
334 371	**240 947**	**58 361 114**	**45 345 908**	**3 326**	**1 474 751**	**703 538**	**151 542**	**9 019**	**8 770**	**2 152 646**	**4 876**	**307**
171 199	114 976	41 867 285	31 943 352	1 526	506 497	338 303	107 897	2 163	5 373	1 250 730	2 446	211
156 441	119 157	16 211 798	13 187 420	1 749	657 279	334 884	43 078	6 580	3 344	838 754	2 303	96
6 731	6 814	282 031	215 136	51	310 975	30 351	567	276	53	63 162	127	0
354 470	254 025	64 903 076	50 134 591	3 485	1 515 413	746 255	166 875	9 298	9 163	2 501 736	5 157	333
127 373	83 268	32 056 512	24 461 650	1 138	403 140	250 214	82 356	1 337	4 375	1 049 835	1 854	172
186 899	144 601	19 762 640	16 095 575	2 029	1 030 949	410 607	53 853	7 403	4 002	753 721	2 741	109
102 847	82 619	18 957 552	14 683 154	940	373 119	222 188	65 056	1 833	3 402	916 848	1 462	93
139 827	85 672	31 191 267	24 358 463	1 021	261 252	277 023	57 088	3 508	3 969	967 978	1 999	159
24 920	14 848	4 244 578	3 228 760	271	357 529	45 550	7 864	914	805	176 819	415	33
37 538	38 070	1 918 848	1 412 252	809	414 581	95 143	7 376	1 690	151	46 518	765	15
25 080	16 363	1 829 488	1 508 058	225	52 860	53 155	12 652	845	242	33 186	185	7
4 159	3 375	219 381	155 221	60	15 410	10 479	1 506	229	201	11 297	50	0

表 54　分地区

	教学与科研人员(人)			研究与发展人员(人年)				科技经费(千元)					
	合计	其中:科学家与工程师		合计	其中:科学家与工程师		全时当量人员	合计*	当年拨入				当年内部支出
		小计	其中:高级职称		小计	其中:高级职称			小计	政府资金	企事业单位委托**	其他	
合计	**796 327**	**761 292**	**276 100**	**314 747**	**305 703**	**207 542**	**252 502**	**72 773 500**	**67 675 028**	**40 296 145**	**22 449 923**	**4 928 960**	**1 809 024**
北京市	61 598	58 724	22 130	31 308	30 760	19 973	25 043	12 393 810	12 004 985	7 700 178	3 639 462	665 345	535 395
天津市	19 681	18 887	6 557	9 698	9 500	5 938	7 811	2 114 392	2 106 513	1 147 793	783 943	174 777	827
河北省	29 163	28 220	10 846	7 192	7 122	5 913	5 751	1 120 414	1 037 042	477 811	472 048	87 183	25 867
山西省	14 465	13 826	4 947	7 256	7 109	4 077	5 800	534 587	534 587	279 928	211 566	43 093	6 285
内蒙古自治区	10 995	10 687	3 954	3 637	3 566	2 592	2 908	321 913	321 703	240 221	58 668	22 814	9 308
辽宁省	37 941	37 135	14 934	18 652	18 589	12 838	14 912	3 239 352	2 429 171	1 232 606	995 181	201 384	17 214
吉林省	25 578	24 484	9 660	14 777	14 199	7 891	11 895	1 525 589	1 525 589	937 667	534 032	53 890	6 194
黑龙江省	35 746	34 450	13 928	15 836	15 297	11 322	12 664	3 107 047	3 081 830	2 028 486	952 799	100 545	16 192
上海市	42 563	39 602	13 879	25 243	23 873	12 615	20 457	7 208 808	6 438 004	4 062 246	1 990 985	384 773	87 914
江苏省	49 188	47 941	18 406	20 017	19 844	14 802	16 014	7 091 250	6 836 722	3 315 791	3 060 850	460 081	152 074
浙江省	34 595	33 344	10 917	12 494	12 193	8 749	9 998	3 939 796	3 865 037	2 210 750	1 244 087	410 200	93 476
安徽省	30 030	28 911	9 116	9 776	9 516	6 513	7 804	2 041 379	1 929 292	1 370 302	378 450	180 540	38 397
福建省	15 469	14 856	4 964	5 599	5 423	3 693	4 478	988 412	946 885	687 819	169 410	89 656	30 240
江西省	17 793	17 153	5 654	5 881	5 843	4 162	4 702	819 340	802 970	406 537	306 062	90 371	20 525
山东省	40 718	39 459	15 250	16 387	15 809	11 902	13 134	2 325 005	2 254 606	1 389 561	684 543	180 502	81 702
河南省	36 032	34 802	10 736	4 933	4 887	3 968	3 945	1 090 191	896 002	401 607	299 053	195 342	35 317
湖北省	45 120	43 369	16 867	14 780	14 257	11 709	11 819	4 374 204	4 186 059	2 458 522	1 516 321	211 216	43 332
湖南省	36 988	35 429	13 953	9 008	8 769	7 535	7 199	2 633 396	2 384 595	1 434 876	558 270	391 449	46 206
广东省	48 970	45 149	14 871	17 410	16 034	10 702	13 924	3 549 892	3 389 042	2 446 846	702 748	239 448	114 556
广西壮族自治区	18 992	17 399	5 018	10 853	10 388	4 766	8 907	695 787	620 892	441 989	106 684	72 219	22 928
海南省	3 728	3 596	1 078	356	350	291	284	91 731	91 171	71 476	9 201	10 494	348
重庆市	16 529	15 590	5 900	6 635	6 357	3 992	5 308	1 362 093	1 298 594	653 532	521 769	123 293	17 541
四川省	33 031	31 360	11 154	17 208	16 891	10 149	13 763	3 755 353	2 833 086	1 358 408	1 240 431	234 247	103 501
贵州省	10 672	10 408	3 857	3 095	3 088	2 433	2 474	248 941	248 386	151 947	72 270	24 169	2 478
云南省	16 017	15 574	5 402	6 320	6 209	4 067	5 108	661 498	661 438	368 466	215 407	77 565	14 478
西藏自治区	813	756	195	440	378	123	393	21 637	21 637	21 623	0	14	1 269
陕西省	33 495	30 860	12 034	12 552	12 139	9 322	10 087	4 665 208	4 125 355	2 421 678	1 530 994	172 683	268 980
甘肃省	9 286	9 183	3 455	2 536	2 535	2 001	2 028	512 468	464 648	281 283	167 601	15 764	8 874
青海省	4 204	3 969	1 324	847	806	409	678	83 711	83 711	80 881	1 195	1 635	463
宁夏回族自治区	5 106	4 783	1 662	1 483	1 483	1 027	1 188	89 330	89 310	78 406	7 198	3 706	2 722
新疆维吾尔自治区	11 821	11 386	3 452	2 538	2 489	2 068	2 026	166 966	166 166	136 909	18 695	10 562	4 421

＊指“当年拨入经费合计”。(下同)

＊＊仅指当年实际进入学校财务。(下同)

高等学校科技活动概况

科技课题				科技成果及技术转让							成果授奖(项)	
				专著		学术论文(篇)			技术转让			
课题总数(项)	当年投入人数(人)	当年拨入经费(千元)	当年支出经费(千元)	数量(部)	字数(千字)	合计	国外及全国性刊物发表	鉴定成果数(项)	签订合同数(项)	当年实际收入(千元)	合计	其中:国家级奖
334 371	**240 947**	**58 361 114**	**45 345 908**	**3 326**	**1 474 751**	**703 538**	**151 542**	**9 019**	**8 770**	**2 152 646**	**4 876**	**307**
34 862	22 090	10 250 058	7 210 391	494	122 042	62 507	15 717	287	884	474 039	418	71
7 632	6 830	1 748 196	1 536 209	79	12 083	14 700	5 612	174	222	34 552	110	3
7 206	5 735	976 767	875 099	86	22 359	20 765	2 625	1 153	264	40 828	189	3
4 181	5 071	437 930	390 005	96	19 243	9 947	1 610	129	80	2 957	77	1
2 763	2 498	263 807	170 444	33	4 888	6 725	476	73	17	5 987	43	0
14 217	13 369	2 708 141	2 281 205	198	46 849	32 998	5 436	375	251	37 543	259	4
7 041	10 735	1 344 520	1 191 468	54	14 995	18 256	3 458	1 151	136	10 793	208	9
11 230	11 808	2 732 798	2 040 538	184	46 801	25 392	9 605	528	197	20 063	230	14
23 180	20 387	5 542 169	4 191 523	240	104 404	51 094	16 240	209	467	102 719	276	28
27 038	18 866	5 744 695	4 479 586	248	54 103	62 636	16 944	427	993	227 105	437	30
22 235	9 581	3 080 571	2 101 060	111	28 048	31 187	10 039	276	533	83 808	210	24
11 022	6 884	1 129 080	930 084	82	14 288	21 572	3 594	224	792	93 952	117	9
7 841	4 267	807 375	596 005	35	272 901	10 173	3 188	151	83	294 063	89	4
6 721	4 577	706 153	624 482	20	2 555	13 286	1 409	177	31	26 695	50	1
13 777	13 025	1 779 314	1 473 871	167	57 979	33 711	7 492	977	1 236	161 565	350	7
7 394	4 095	994 630	873 084	186	40 666	28 142	3 063	902	117	30 484	193	4
22 082	11 788	3 390 238	2 575 384	170	58 091	48 079	10 944	313	328	38 025	312	25
12 824	7 334	2 128 927	1 693 317	101	26 428	28 300	4 337	145	401	141 429	237	16
24 437	13 945	2 606 833	1 889 696	191	50 033	39 073	6 699	157	349	77 912	187	10
7 357	7 958	532 547	422 761	34	19 158	16 421	1 171	143	40	5 108	88	0
954	249	46 364	41 622	9	2 060	1 789	165	44	7	876	19	0
7 173	5 369	1 127 755	1 000 327	62	16 271	16 820	3 522	88	617	102 785	102	9
17 523	12 226	3 187 325	2 850 454	159	69 820	38 130	8 044	214	192	36 860	168	10
3 693	2 114	218 865	201 831	28	4 776	6 577	348	55	4	1 230	44	1
5 349	4 428	517 183	386 568	48	12 729	9 681	1 102	80	21	6 800	87	3
126	333	14 568	14 428	1	300 000	315	25	13	0	0	5	1
17 360	10 244	3 650 862	2 697 408	145	36 291	35 572	6 215	212	427	83 048	230	15
3 659	1 790	450 633	443 232	47	10 943	9 060	2 015	200	12	1 920	63	4
373	582	44 002	26 197	6	547	1 315	55	56	0	0	7	0
1 682	995	55 537	36 320	4	1 625	2 938	81	24	0	0	16	0
1 439	1 774	143 271	101 309	8	1 775	6 377	311	62	69	9 500	55	1

表 55 "211"及省部共

学校名称	教学与科研人员(人) 合计	其中:科学家与工程师 小计	其中:高级职称	研究与发展人员(人年) 合计	其中:科学家与工程师 小计	其中:高级职称	全时当量人员	科技经费(千元) 合计	当年拨入 小计	政府资金	企事业单位委托(进入学校财务)	其他	当年内部支出
北京大学	12 284	11 804	3 554	5 997	5 896	3 190	4 796	1 152 022	1 152 022	908 169	185 360	58 493	52 664
中国人民大学	151	151	77	83	83	77	66	34 512	34 487	30 471	1 890	2 126	1 328
清华大学	5 071	4 957	2 566	3 869	3 854	2 458	3 095	2 613 207	2 613 207	1 562 156	770 984	280 067	55 566
北京交通大学	1 385	1 351	675	1 200	1 200	675	960	709 637	595 025	289 170	292 657	13 198	5 330
北京工业大学	1 707	1 600	815	1 217	1 107	815	973	484 368	479 968	363 555	115 326	1 087	2 600
北京航空航天大学	1 743	1 708	1 068	1 065	1 065	1 050	852	1 209 906	1 209 906	626 519	582 277	1 110	194 280
北京理工大学	2 240	2 202	1 078	1 689	1 689	1 078	1 351	1 062 536	1 062 536	783 964	249 472	29 100	23 072
北京科技大学	2 099	2 059	955	1 250	1 222	955	1 000	989 507	816 261	393 089	413 536	9 636	40 646
北京化工大学	733	733	429	544	544	429	435	409 128	409 128	170 610	115 135	123 383	2 597
北京邮电大学	1 320	1 187	551	845	845	551	676	350 610	347 892	167 448	141 774	38 670	1 128
中国农业大学	1 854	1 774	1 191	1 059	1 036	999	847	855 075	855 075	795 419	47 574	12 082	63 581
北京林业大学	1 018	947	458	642	624	458	513	192 971	192 971	173 333	17 261	2 377	14 487
北京中医药大学	1 618	1 556	584	643	637	447	515	45 862	45 862	33 352	6 090	6 420	359
北京师范大学	1 364	1 361	843	814	814	813	651	240 435	234 478	193 862	40 616	0	16 391
中国传媒大学	403	399	182	194	192	182	155	12 312	12 212	8 719	2 578	915	100
中央民族大学	231	221	127	151	142	127	121	5 802	5 802	5 687	80	35	0
中国政法大学	62	62	35	27	27	26	22	10 527	10 527	5 813	140	4 574	0
华北电力大学	1 316	1 313	581	345	345	326	276	187 651	187 651	47 400	136 398	3 853	0
中国矿业大学(北京)	516	489	248	362	352	248	289	169 021	169 021	68 626	100 395	0	5 189
中国石油大学(北京)	808	793	405	427	427	405	342	371 285	371 285	168 164	200 477	2 644	5 916
中国地质大学(北京)	831	810	344	447	431	344	357	297 047	297 047	176 265	86 470	34 312	20 910
南开大学	1 777	1 620	769	1 391	1 343	769	1 113	351 510	351 510	314 150	28 420	8 940	60
天津大学	2 707	2 614	1 431	2 315	2 265	1 431	1 852	995 552	995 552	475 907	505 758	13 887	0
天津医科大学	6 570	6 274	1 423	1 304	1 254	913	1 043	121 626	113 747	77 020	1 724	35 003	397
河北大学	936	910	399	575	574	399	460	63 980	63 980	44 985	5 809	13 186	0
河北工业大学	1 511	1 486	699	647	629	572	517	173 387	91 630	51 005	36 737	3 888	1 617
山西大学	982	954	323	935	893	323	748	127 198	127 198	75 197	42 839	9 162	625
太原理工大学	1 825	1 802	762	1 294	1 289	762	1 035	101 254	101 254	69 985	24 896	6 373	0
内蒙古大学	605	575	231	509	468	231	407	102 825	102 825	86 522	3 283	13 020	2 743
辽宁大学	472	471	217	324	324	217	259	17 313	17 313	11 407	1 644	4 262	0
大连理工大学	2 408	2 308	1 078	1 392	1 391	1 078	1 113	786 066	689 605	303 009	339 695	46 901	9 869
东北大学	2 401	2 304	1 022	1 878	1 855	1 022	1 502	804 565	330 600	148 850	178 900	2 850	2 830
大连海事大学	1 560	1 560	863	911	911	863	729	233 408	233 408	141 413	91 995	0	0
吉林大学	9 196	8 621	3 501	6 678	6 153	3 138	5 346	845 299	845 299	494 091	345 484	5 724	5 134
延边大学	1 807	1 772	671	768	768	488	614	38 052	38 052	33 386	1 535	3 131	350
东北师范大学	698	683	369	698	683	369	631	96 694	96 694	79 954	14 085	2 655	0
哈尔滨工业大学	3 912	3 734	2 174	2 567	2 484	2 174	2 054	1 599 567 1	1 599 567	1 032 223	564 316	3 028	0

建高等院校科技活动概况

科技课题				科技成果及技术转让							成果授奖(项)	
				专著		学术论文(篇)			技术转让			
课题总数(项)	当年投入人数(人)	当年拨入经费(千元)	当年支出经费(千元)	数量(部)	字数(千字)	合计	其中:国外及全国性刊物发表	鉴定成果数(项)	签订合同数(项)	当年实际收入(千元)	合计	其中:国家级奖
3 469	4 025	1 082 463	840 672	46	18 974	6 751	2 498	18	12	54 900	62	8
55	55	28 026	12 567	5	1 230	259	102	0	0	0	0	0
4 727	2 773	2 280 271	1 255 331	62	14 307	11 114	3 015	41	566	306 567	86	22
2 632	848	595 232	399 394	16	4 496	1 569	189	6	9	300	6	4
2 226	815	247 802	246 205	12	3 739	2 519	194	4	127	24 444	15	3
3 182	850	1 139 706	791 461	3	984	2 792	792	23	10	212	27	4
1 670	1 142	894 917	730 551	24	8 401	4 572	1 468	28	5	180	35	5
1 646	894	762 774	443 618	13	2 488	2 828	619	17	26	2 231	38	4
924	396	274 323	196 077	3	603	1 782	578	3	21	7 803	10	2
1 062	592	330 850	218 760	16	5 101	3 063	1 802	1	33	62 710	5	1
2 841	789	817 512	575 776	15	2 292	4 344	1 299	31	5	891	30	7
869	441	113 984	97 291	12	2 540	1 157	212	3	1	60	8	1
311	451	27 776	17 018	34	6 944	791	74	0	0	0	1	1
2 091	543	220 704	218 330	18	3 251	2 352	946	4	0	0	6	1
189	129	10 764	8 288	1	200	333	45	24	0	0	0	0
34	101	4 473	1 433	10	3 402	308	99	0	0	0	0	0
21	18	1 862	1 522	1	243	77	14	1	0	0	0	0
699	476	159 082	98 251	4	232	2 303	102	10	4	50	13	0
723	243	143 269	103 226	11	1 863	557	114	10	7	480	29	0
949	332	367 901	284 691	15	3 373	997	133	10	9	840	18	3
744	318	259 310	220 527	5	780	1 206	74	6	0	0	6	0
979	936	320 870	298 710	16	1 631	2 021	1 091	4	155	28 662	7	1
2 683	1 699	888 765	756 077	9	2 992	5 448	3 186	13	0	0	29	1
652	870	40 505	20 322	36	3 890	1 660	187	29	0	0	21	0
545	427	49 625	39 073	4	530	1 201	208	57	0	0	10	0
510	530	162 897	156 447	8	2 058	2 331	234	71	73	12 858	15	0
591	684	107 839	96 756	6	739	1 156	462	11	1	150	10	0
855	911	77 913	73 843	9	1 619	2 234	716	16	59	1 932	12	1
532	387	82 004	48 919	5	968	546	213	0	0	0	7	0
198	216	8 019	8 747	0	0	215	54	5	11	750	2	0
2 984	1 141	626 288	537 169	11	2 631	4 714	1 102	8	20	6 135	31	2
1 269	1 326	784 928	691 428	22	6 736	4 578	1 671	34	4	309	22	0
895	611	161 982	127 596	19	5 172	1 502	335	9	0	0	7	0
2 338	4 824	795 768	752 534	25	5 644	5 811	1 659	177	10	547	95	5
539	516	32 478	34 654	3	2 470	2 284	274	21	0	0	6	0
493	560	92 326	85 368	3	1 074	695	488	41	1	2 000	11	2
2 125	2 121	1 505 571	1 123 358	20	5 754	9 332	6 039	35	23	1 370	51	8

学校名称	教学与科研人员（人）			研究与发展人员（人年）				科技经费（千元）					
	合计	其中：科学家与工程师		合计	其中：科学家与工程师		全时当量人员	合计	当年拨入				当年内部支出
		小计	其中：高级职称		小计	其中：高级职称			小计	政府资金	企事业单位委托（进入学校财务）	其他	
哈尔滨工程大学	2 454	2 330	1 074	1 525	1 485	1 074	1 220	534 381	534 381	413 127	97 712	23 542	3 715
东北农业大学	908	881	349	345	328	264	276	143 764	143 764	124 416	2 442	16 906	5 740
东北林业大学	1 534	1 525	669	678	678	435	542	99 060	99 060	74 380	24 603	77	3 662
复旦大学	7 027	6 179	2 028	4 948	4 639	1 977	3 972	922 037	920 399	732 390	152 801	35 208	28 352
同济大学	5 257	4 996	1 872	2 013	1 958	1 570	1 610	1 431 768	966 524	590 235	350 638	25 651	28 684
上海交通大学	12 465	11 665	4 234	8 654	8 022	3 943	7 172	2 074 129	1 930 315	1 402 065	414 325	113 925	1 575
华东理工大学	1 521	1 519	802	513	513	452	411	413 032	413 032	278 935	126 114	7 983	5 394
东华大学	1 125	1 077	521	594	557	480	475	256 770	174 770	74 628	80 293	19 849	0
华东师范大学	1 097	925	501	824	786	501	659	327 035	327 035	288 857	29 968	8 210	9 261
上海大学	2 715	2 357	880	2 093	1 949	880	1 674	543 954	543 954	177 854	356 204	9 896	0
南京大学	1 753	1 699	1 025	1 212	1 212	1 025	970	604 403	604 403	457 244	146 459	700	20 838
苏州大学	2 368	2 344	973	1 993	1 990	973	1 594	320 026	296 694	91 333	180 329	25 032	80
东南大学	3 761	3 534	1 434	1 645	1 608	1 400	1 316	1 149 118	998 330	456 979	516 850	24 501	20 000
南京航空航天大学	1 771	1 748	847	789	785	761	631	454 000	454 000	228 116	216 095	9 789	0
南京理工大学	2 150	2 069	939	1 304	1 283	939	1 043	583 193	583 193	259 645	157 622	165 926	5 529
中国矿业大学	1 895	1 892	741	951	947	741	761	490 791	490 791	71 630	410 908	8 253	0
河海大学	2 103	2 000	700	983	932	700	787	397 464	397 464	147 281	243 003	7 180	16 240
江南大学	1 251	1 221	629	346	343	322	277	302 913	302 913	94 688	199 223	9 002	6 230
南京农业大学	1 621	1 591	740	1 057	1 053	740	846	499 685	499 498	467 787	11 340	20 371	31 655
中国药科大学	824	812	283	254	254	203	203	58 485	58 485	41 226	16 789	470	345
南京师范大学	1 331	1 319	571	581	581	543	465	179 179	179 179	73 772	92 344	13 063	1 560
浙江大学	12 709	12 198	3 821	4 991	4 957	3 367	3 993	2 356 633	2 356 633	1 477 514	762 667	116 452	85 212
安徽大学	992	929	369	532	524	369	425	110 626	110 626	55 644	50 482	4 500	1 121
中国科学技术大学	1 739	1 735	1 032	1 628	1 622	1 032	1 302	814 067	814 067	792 077	19 723	2 267	16 033
合肥工业大学	2 130	2 046	954	860	818	764	688	348 083	292 083	112 450	153 445	26 188	11 200
厦门大学	1 246	1 246	654	692	692	594	554	343 500	343 500	242 205	101 245	50	20 316
福州大学	1 442	1 422	541	979	963	541	783	179 946	141 677	108 158	5 479	28 040	954
南昌大学	4 704	4 565	1 680	1 387	1 386	1 221	1 110	235 713	233 337	147 804	80 417	5 116	7 643
井冈山大学	734	703	235	277	277	212	221	4 274	4 274	2 816	0	1 458	0
山东大学	5 777	5 384	2 585	3 453	3 108	2 456	2 761	507 413	507 413	359 066	120 120	28 227	39 628
中国海洋大学	1 804	1 689	684	842	787	604	674	280 731	280 731	208 430	71 418	883	0
中国石油大学（华东）	2 708	2 618	1 065	1 385	1 373	1 065	1 108	282 433	282 433	131 461	141 536	9 436	657
郑州大学	5 844	5 453	1 921	820	820	733	656	208 403	115 245	105 407	0	9 838	1 500
武汉大学	7 802	7 600	3 141	1 943	1 871	1 655	1 554	798 041	795 341	475 797	306 460	13 084	7 764
华中科技大学	7 941	7 534	2 783	3 678	3 499	2 608	2 943	1 310 194	1 242 912	850 416	349 956	42 540	6 140
中国地质大学	1 726	1 639	728	755	679	629	604	282 009	282 009	180 983	98 666	2 360	7 044

续表

科技课题				科技成果及技术转让							成果授奖(项)	
				专著		学术论文(篇)			技术转让			
课题总数(项)	当年投入人数(人)	当年拨入经费(千元)	当年支出经费(千元)	数量(部)	字数(千字)	合计	其中:国外及全国性刊物发表	鉴定成果数(项)	签订合同数(项)	当年实际收入(千元)	合计	其中:国家级奖
1 804	1 119	513 540	369 950	26	5 921	2 838	1 082	30	1	20	16	2
758	293	103 218	73 746	34	12 322	1 099	903	22	3	300	15	1
466	689	94 925	77 324	19	2 473	1 352	171	20	121	5 000	7	0
3 616	3 480	667 684	367 134	47	10 326	7 245	3 466	15	272	35 053	35	4
3 854	2 157	1 306 828	1 192 971	10	2 282	5 375	855	53	9	5 471	51	6
6 048	6 972	1 523 663	1 082 922	108	75 432	20 669	7 310	21	49	3 032	80	8
1 390	406	283 861	225 728	5	1 078	1 935	1 027	3	48	28 743	27	5
775	476	213 164	136 238	5	693	2 349	594	8	37	24 925	20	2
1 002	596	179 523	108 377	9	2 108	1 473	948	0	5	680	5	1
1 348	2 018	492 904	352 169	0	0	3 212	799	2	15	0	20	0
1 773	932	500 772	337 901	9	1 990	4 163	2 708	0	32	3 845	22	4
990	1 384	282 215	243 777	6	2 690	4 459	1 820	6	12	11 250	10	1
2 255	1 887	913 405	550 048	27	6 708	4 841	1 982	8	368	98 141	35	3
1 137	776	426 450	402 515	13	3 001	4 020	1 050	28	200	35 229	31	1
1 193	1 252	322 941	267 056	6	1 443	2 447	422	31	35	12 907	30	3
1 808	712	482 245	292 281	27	5 551	1 998	602	4	8	1 980	28	4
1 334	901	346 159	302 542	11	3 241	2 089	587	12	18	2 870	28	3
1 101	365	273 216	214 278	13	2 848	2 971	541	31	21	1 720	50	2
1 383	795	406 687	316 728	13	7 885	2 288	685	2	10	1 910	24	1
442	352	38 361	32 079	1	106	1 021	433	0	5	2 370	5	1
439	559	132 868	125 008	6	1 070	1 458	498	3	2	60	3	0
8 891	4 019	2 046 880	1 374 656	58	16 737	16 638	6 473	48	184	40 672	127	13
408	398	67 540	43 560	1	60	826	154	27	151	53 057	2	0
1 684	1 090	342 650	271 273	3	828	3 630	1 751	5	6	60	8	1
1 385	590	306 543	284 092	4	985	2 290	253	23	278	21 070	24	0
1 099	526	337 262	236 097	5	1 863	1 596	1 596	0	10	3 092	26	0
1 058	662	128 487	89 895	7	782	736	267	11	13	1 849	13	2
2 566	1 298	220 016	176 986	2	310	3 008	575	44	9	6 200	20	0
135	185	2 366	2 366	2	220	609	52	0	0	0	0	0
2 000	2 445	407 747	369 292	19	3 645	4 515	1 814	109	1 030	120 120	77	1
930	736	230 372	198 065	0	0	2 587	1 106	7	2	20	11	1
1 449	1 095	267 528	212 727	8	2 529	1 334	118	21	6	770	37	0
1 081	883	155 240	132 121	17	3 572	3 589	494	88	2	4 575	35	0
3 067	1 920	696 194	544 112	41	24 285	7 263	3 279	72	14	2 700	47	4
6 216	2 925	819 118	521 812	39	12 545	13 937	3 052	42	10	2 480	74	5
1 737	573	223 822	208 370	1	156	1 496	200	6	0	0	11	1

学校名称	教学与科研人员(人)			研究与发展人员(人年)				科技经费(千元)					
	合计	其中:科学家与工程师		合计	其中:科学家与工程师		全时当量人员	合计	当年拨入				当年内部支出
		小计	其中:高级职称		小计	其中:高级职称			小计	政府资金	企事业单位委托(进入学校财务)	其他	
武汉理工大学	3 336	3 182	1 636	1 639	1 597	1 401	1 311	531 922	448 377	159 445	283 327	5 605	56
华中农业大学	1 279	1 226	638	652	605	561	521	552 788	552 788	440 875	27 493	84 420	21 128
华中师范大学	842	842	398	464	464	398	371	75 829	75 829	61 172	9 974	4 683	0
湘潭大学	1 252	1 213	555	524	503	391	419	93 740	86 972	58 131	15 531	13 310	35
湖南大学	1 934	1 829	947	709	643	518	567	633 944	470 785	351 883	72 916	45 986	2 684
中南大学	8 988	8 674	2 918	2 424	2 386	2 081	1 939	1 050 169	1 002 595	661 063	180 966	160 566	1 246
湖南师范大学	1 079	1 012	512	477	464	441	381	70 724	70 724	39 511	9 306	21 907	768
中山大学	10 131	8 913	2 589	5 139	4 437	2 422	4 110	883 897	878 556	726 891	121 180	30 485	33 755
暨南大学	2 580	2 275	732	1 097	874	673	878	278 907	207 276	190 710	12 772	3 794	7 871
华南理工大学	2 840	2 712	1 169	2 098	2 022	1 169	1 678	765 094	709 997	443 244	255 103	11 650	15 326
华南师范大学	1 123	1 068	431	329	308	218	263	146 552	126 678	85 855	14 583	26 240	5 347
广西大学	2 634	2 152	950	2 369	2 152	950	1 896	203 995	155 156	111 493	37 932	5 731	1 350
海南大学	1 091	1 056	357	107	101	86	86	44 799	44 799	37 945	4 776	2 078	0
重庆大学	2 670	2 360	861	1 644	1 607	861	1 315	532 316	518 209	236 432	268 047	13 730	1 501
西南大学	2 444	2 277	1 061	2 138	1 937	1 061	1 710	203 843	203 843	141 892	30 132	31 819	9 510
四川大学	9 186	8 772	3 467	5 123	5 088	3 264	4 097	1 247 271	1 208 209	488 094	673 147	46 968	21 100
西南交通大学	2 148	2 137	1 096	1 422	1 422	1 096	1 138	663 113	263 256	116 769	94 237	52 250	65 000
电子科技大学	1 659	1 612	628	1 632	1 571	628	1 306	656 205	437 949	261 392	166 992	9 565	0
四川农业大学	1 323	1 177	441	764	703	441	611	100 881	100 881	74 905	10 305	15 671	9 086
贵州大学	1 837	1 806	892	907	903	859	725	158 168	158 168	82 083	59 785	16 300	2 399
云南大学	951	924	435	951	924	435	815	91 555	91 555	59 950	31 185	420	10 983
西藏大学	256	256	74	19	19	15	15	1 198	1 198	1 194	0	4	0
西北大学	979	926	433	979	926	433	833	230 531	228 198	196 843	30 655	700	5 288
西安交通大学	5 420	5 092	1 904	2 399	2 373	1 726	1 918	762 933	616 366	424 118	176 543	15 705	17 448
西北工业大学	2 006	1 886	1 090	1 835	1 760	1 090	1 468	1 218 333	1 218 333	711 494	506 839	0	170 358
西安电子科技大学	2 104	2 095	1 039	825	816	718	660	642 802	453 300	314 257	120 982	18 061	38 149
长安大学	1 584	1 526	766	408	408	408	326	429 031	429 031	124 793	304 238	0	5 397
西北农林科技大学	3 044	2 391	1 121	1 279	1 102	1 040	1 023	370 212	370 212	276 431	52 933	40 848	29 490
陕西师范大学	1 098	983	470	386	365	312	309	75 142	75 142	46 375	7 979	20 788	250
延安大学	1 123	920	244	115	115	102	92	9 584	9 584	6 532	0	3 052	0
兰州大学	1 689	1 689	701	893	893	667	714	212 260	212 260	143 770	66 285	2 205	2 750
青海大学	2 785	2 665	707	667	626	236	534	70 711	70 711	68 511	1 175	1 025	463
宁夏大学	885	885	389	329	329	285	263	36 944	36 944	29 272	7 144	528	0
新疆大学	1 298	1 266	510	483	481	479	386	42 666	42 666	26 010	14 596	2 060	341
石河子大学	1 729	1 669	534	549	549	403	439	64 494	64 154	55 654	3 500	5 000	4 000

注:学校数据中包含附属医院数据。(下同)

续表

科技课题				科技成果及技术转让							成果授奖(项)	
课题总数(项)	当年投入人数(人)	当年拨入经费(千元)	当年支出经费(千元)	专著		学术论文(篇)		鉴定成果数(项)	技术转让		合计	其中:国家级奖
				数量(部)	字数(千字)	合计	其中:国外及全国性刊物发表		签订合同数(项)	当年实际收入(千元)		
2 468	1 289	419 955	337 494	25	8 609	3 050	705	16	133	14 100	26	2
2 198	563	465 281	316 410	9	1 233	2 256	665	23	40	11 760	10	2
316	321	54 151	54 151	6	1 850	1 076	705	1	2	48	8	0
745	367	69 700	56 376	0	0	689	311	0	53	2 531	8	1
1 469	797	509 900	445 371	3	693	2 375	730	0	83	13 890	26	3
2 382	1 719	862 367	682 371	40	10 667	7 633	1 733	62	15	3 250	91	4
745	419	47 064	40 875	7	1 676	903	301	2	3	536	6	0
5 233	3 829	643 988	449 161	66	20 046	6 749	1 757	8	14	555	34	1
1 176	1 025	176 037	133 681	12	448	1 895	539	5	82	13 823	6	1
5 879	1 759	677 631	484 581	16	5 319	5 699	1 525	7	145	36 047	31	3
712	424	78 929	80 854	12	2 432	1 562	513	4	7	240	3	0
2 339	1 856	174 190	142 684	6	13 303	1 765	179	35	9	2 456	15	0
343	80	28 887	28 070	6	1 500	739	36	8	7	876	8	0
1 950	1 298	483 685	439 899	9	1 556	5 462	1 587	21	111	10 519	34	4
1 442	1 669	148 761	109 733	0	0	1 645	359	0	211	20 200	12	0
5 249	3 550	1 167 202	1 120 321	42	51 390	11 195	3 288	63	37	6 502	49	2
1 010	1 154	605 530	605 161	4	1 440	8 521	1 575	4	1	150	34	3
1 304	1 134	400 759	351 563	11	2 628	3 237	1 558	35	5	475	17	0
718	571	74 166	56 074	22	2 950	1 104	604	17	3	2 140	13	1
1 478	641	142 685	146 031	10	2 710	1 858	143	5	3	1 100	14	1
1 013	680	85 027	55 219	6	1 462	739	377	2	0	0	11	0
25	18	942	658	0	0	116	21	0	0	0	5	1
871	694	176 251	147 081	7	1 696	2 741	687	17	1	200	10	1
2 864	1 763	597 028	498 304	17	6 347	4 101	1 580	26	78	38 453	37	8
2 635	1 338	875 133	436 658	10	1 489	4 459	472	18	4	190	41	1
1 519	783	511 855	408 544	13	3 667	3 847	1 549	8	24	2 365	14	1
849	396	411 755	363 488	10	3 908	1 219	289	22	48	9 462	24	1
887	995	338 409	272 790	12	2 861	2 834	340	18	4	800	19	0
546	296	29 775	21 614	2	333	1 280	290	7	4	110	3	0
227	77	6 978	1 488	0	0	797	41	16	0	0	2	0
1 089	595	177 473	202 295	11	5 502	1 860	1 308	49	0	0	21	4
287	463	37 677	21 239	4	219	871	26	56	0	0	5	0
700	221	32 264	21 354	2	989	980	4	0	0	0	3	0
405	335	38 395	25 327	1	20	743	109	2	0	0	2	0
252	401	60 282	38 246	1	518	1 545	36	33	68	9 400	19	0

表 56 其他本科高等

学校名称	教学与科研人员(人)			研究与发展人员(人年)				科技经费(千元)					
	合计	其中:科学家与工程师		合计	其中:科学家与工程师		全时当量人员	合计	当年拨入				当年内部支出
		小计	其中:高级职称		小计	其中:高级职称			小计	政府资金	企事业单位委托(进入学校财务)	其他	
北方工业大学	327	327	158	132	132	132	105	65 298	65 298	30 088	32 881	2 329	0
北京工商大学	336	328	151	176	173	151	141	66 593	66 593	58 102	5 991	2 500	0
北京服装学院	330	326	141	103	103	98	83	19 486	19 486	15 679	2 529	1 278	0
北京印刷学院	249	242	108	97	96	86	78	37 860	37 860	36 013	1 634	213	50
北京建筑工程学院	561	557	227	430	430	227	344	178 098	90 331	38 645	50 464	1 222	0
北京石油化工学院	404	401	176	184	179	164	147	49 362	49 362	42 651	5 841	870	0
北京电子科技学院	225	212	83	131	131	83	105	12 096	12 096	10 596	0	1 500	0
北京农学院	492	458	163	261	256	163	209	53 418	53 418	47 843	5 575	0	0
首都医科大学	16 142	14 771	2 862	5 974	5 806	2 450	4 780	248 177	248 177	222 591	3 503	22 083	28 101
首都师范大学	803	775	285	413	397	285	330	142 466	142 466	136 573	5 795	98	1 100
北京信息科技大学	564	544	238	206	197	179	165	55 353	55 353	39 942	14 540	871	0
北京联合大学	577	575	239	181	181	170	145	42 067	42 067	33 671	1 930	6 466	0
北京城市学院	191	177	66	16	16	16	13	9 445	9 445	8 800	545	100	0
首钢工学院	294	251	67	1	1	1	1	133	133	13	120	0	0
天津科技大学	980	934	392	431	429	392	344	101 301	101 301	26 830	65 766	8 705	300
天津工业大学	1 052	992	426	902	873	426	721	149 930	149 930	36 561	103 409	9 960	0
中国民用航空大学	884	851	266	308	305	262	246	81 164	81 164	35 446	36 475	9 243	0
天津理工大学	783	781	301	593	592	301	474	139 468	139 468	78 155	24 327	36 986	0
天津农学院	412	404	181	164	162	140	131	23 325	23 325	16 849	498	5 978	0
天津中医药大学	2 547	2 496	603	882	882	539	705	46 186	46 186	41 289	95	4 802	0
天津师范大学	220	220	98	132	132	98	105	20 417	20 417	11 018	3 734	5 665	0
天津工程师范学院	488	476	206	488	476	206	446	22 488	22 488	13 498	5 532	3 458	70
天津商业大学	314	303	134	200	200	134	160	23 109	23 109	6 475	1 414	15 220	0
天津城市建设学院	651	635	221	321	321	221	257	34 473	34 473	11 612	6 061	16 800	0
河北工程大学	1 515	1 494	594	275	271	244	220	22 429	22 429	6 352	13 904	2 173	0
石家庄经济学院	530	523	170	36	36	33	29	16 302	16 302	8 313	4 669	3 320	0
河北理工大学	886	860	417	136	135	124	109	54 025	54 025	37 935	12 240	3 850	1 530
河北科技大学	1 307	1 300	587	530	530	500	424	82 817	81 865	25 656	38 000	18 209	2 100
河北建筑工程学院	519	487	187	110	110	83	88	2 788	2 788	1 293	0	1 495	0
河北农业大学	1 389	1 389	586	435	435	416	348	93 651	93 651	91 768	945	938	1 040
河北医科大学	5 936	5 484	1 815	1 437	1 418	1 171	1 151	46 890	46 890	39 182	0	7 708	50
华北煤炭医学院	1 100	1 084	393	269	269	198	215	10 580	10 580	5 662	490	4 428	0
河北北方学院	1 957	1 891	504	366	359	272	292	6 181	6 181	3 380	1 100	1 701	6
承德医学院	1 490	1 371	396	283	283	239	226	4 960	4 960	3 434	0	1 526	0
河北师范大学	984	965	552	410	397	361	328	54 726	54 726	32 967	15 802	5 957	310
保定学院	220	216	80	18	18	17	14	393	393	144	0	249	0
唐山师范学院	255	255	132	68	68	45	54	891	891	560	0	331	0

学校科技活动概况

科技课题				科技成果及技术转让							成果授奖(项)	
				专著		学术论文(篇)			技术转让			
课题总数(项)	当年投入人数(人)	当年拨入经费(千元)	当年支出经费(千元)	数量(部)	字数(千字)	合计	其中:国外学术刊物发表	鉴定成果数(项)	签订合同数(项)	当年实际收入(千元)	合计	其中:国家级奖
242	140	63 867	61 076	4	910	246	52	15	32	9 700	3	0
132	128	12 528	8 067	11	2 988	528	41	5	8	756	0	0
134	90	14 940	15 140	2	130	249	61	4	2	270	1	0
78	91	8 371	6 656	3	576	283	32	0	3	495	0	0
559	286	148 054	145 355	9	2 240	572	43	0	2	1 010	2	0
81	123	11 637	11 103	0	0	439	76	2	0	0	0	0
38	88	2 947	1 631	0	0	92	14	3	0	0	2	0
88	174	13 939	13 371	9	655	421	42	0	0	0	1	1
1 415	4 041	129 194	117 987	124	27 947	5 825	599	16	0	0	10	3
365	301	29 801	18 801	2	330	663	328	0	0	0	1	0
291	138	33 747	36 615	0	0	662	35	2	0	0	2	1
161	121	8 063	6 926	3	673	541	20	0	0	0	0	0
11	16	545	126	0	0	21	2	0	1	100	0	0
2	1	120	25	0	0	24	0	0	0	0	0	0
507	306	92 711	90 096	0	0	956	92	15	9	400	10	0
473	608	134 606	125 406	0	0	1 053	446	4	19	1 270	7	1
395	212	62 178	47 289	2	491	477	137	20	2	106	11	0
459	463	104 601	108 000	3	700	636	195	0	32	3 974	10	0
154	145	13 790	9 356	0	0	315	2	6	3	60	2	0
300	589	31 233	28 246	7	1 479	967	66	23	1	0	5	0
264	90	19 018	14 714	4	50	204	107	0	0	0	0	0
375	386	14 986	15 058	2	850	269	21	20	1	80	3	0
146	134	9 127	8 693	0	0	370	82	4	0	0	2	0
163	214	14 976	13 465	0	0	216	0	31	0	0	3	0
266	265	18 752	16 193	2	450	628	40	106	0	0	12	0
104	78	12 542	10 832	2	500	206	24	25	0	0	0	0
330	137	50 010	45 274	0	0	606	55	71	12	2 560	7	0
587	396	63 680	43 245	8	1 296	1 172	130	137	15	630	4	0
71	78	2 040	2 286	0	0	530	30	24	0	0	1	0
546	290	88 606	59 344	0	0	1 849	351	80	116	10 620	28	1
761	965	20 341	17 538	33	9 938	2 599	136	191	9	400	62	0
478	179	8 117	11 521	2	80	787	28	68	0	0	3	0
302	268	3 993	3 871	0	0	992	3	50	0	0	4	0
235	188	2 023	3 532	3	255	413	1	43	0	0	2	0
450	339	36 823	31 491	1	513	674	251	41	4	550	6	0
23	16	174	11	0	0	63	0	0	0	0	0	0
42	45	471	948	0	0	266	6	15	0	0	0	0

学校名称	教学与科研人员（人）			研究与发展人员（人年）				科技经费（千元）					
	合计	其中：科学家与工程师		合计	其中：科学家与工程师		全时当量人员	合计	当年拨入				当年内部支出
		小计	其中：高级职称		小计	其中：高级职称			小计	政府资金	企事业单位委托（进入学校财务）	其他	
廊坊师范学院	318	316	112	144	144	112	115	1 559	1 529	1 034	0	495	0
衡水学院	305	292	122	15	15	13	12	467	467	367	90	10	0
石家庄学院	225	224	83	14	14	14	11	1 165	1 165	554	10	601	0
邯郸学院	222	220	78	138	138	78	111	2 351	2 351	1 354	50	947	0
邢台学院	152	152	62	2	2	2	2	54	54	32	0	22	0
石家庄铁道学院	882	870	419	392	390	265	313	166 241	166 241	36 051	126 651	3 539	500
燕山大学	1 254	1 250	536	71	71	71	57	257 927	257 927	63 604	190 223	4 100	18 200
河北科技师范学院	532	532	253	127	127	107	101	11 527	11 527	6 586	441	4 500	0
唐山学院	487	485	170	61	61	61	49	1 253	1 253	963	146	144	0
华北科技学院	591	570	216	83	83	74	66	26 470	26 470	3 144	21 233	2 093	0
中国人民武装警察部队学院	426	410	168	213	213	168	170	7 220	7 195	6 817	0	378	300
北华航天工业学院	345	342	109	64	64	51	51	2 677	2 677	912	1 423	342	0
防灾科技学院	350	348	92	80	80	66	64	2 277	2 277	2 157	0	120	214
太原科技大学	1 363	1 309	403	831	805	403	665	52 614	52 614	18 934	30 788	2 892	0
中北大学	1 267	1 213	442	953	951	442	762	149 771	149 771	44 275	103 496	2 000	5 460
山西农业大学	956	803	281	469	424	281	375	22 989	22 989	17 185	4 354	1 450	200
山西医科大学	3 793	3 766	1 333	1 683	1 683	1 041	1 346	49 427	49 427	36 307	590	12 530	0
长治医学院	652	493	153	111	106	91	88	1 598	1 598	1 312	112	174	0
山西师范大学	480	445	176	250	249	176	200	13 323	13 323	5 843	1 964	5 516	0
太原师范学院	283	275	122	41	41	41	32	1 037	1 037	706	0	331	0
山西大同大学	777	767	300	116	116	94	93	3 405	3 405	1 705	400	1 300	0
晋中学院	166	162	60	35	35	35	28	740	740	628	0	112	0
长治学院	142	142	31	56	56	31	44	468	468	328	0	140	0
运城学院	257	256	62	24	24	24	19	479	479	394	0	85	0
忻州师范学院	235	224	72	77	77	72	61	776	776	637	0	139	0
山西中医学院	411	381	122	209	188	122	167	5 241	5 241	4 863	0	378	0
山西大学商务学院	106	103	21	12	12	8	10	128	128	72	0	56	0
太原工业学院	263	262	110	92	92	80	73	1 912	1 912	979	647	286	0
内蒙古科技大学	858	857	366	563	563	280	450	33 715	33 715	23 470	8 687	1 558	0
内蒙古工业大学	1 083	1 053	354	455	428	312	364	63 219	63 219	35 234	26 185	1 800	0
内蒙古农业大学	1 585	1 527	716	647	646	602	518	70 540	70 540	53 420	13 805	3 315	6 475
内蒙古医学院	2 421	2 336	647	650	648	518	520	19 630	19 630	18 830	100	700	0
包头医学院（合并）	1 161	1 154	369	127	127	115	101	2 964	2 964	2 734	160	70	0
内蒙古师范大学	492	491	227	194	194	122	155	14 016	14 016	11 450	1 203	1 363	0
内蒙古民族大学	1 107	1 107	440	237	237	178	189	4 782	4 782	3 387	925	470	90
包头师范学院（合并）	247	246	114	128	128	114	103	1 419	1 209	1 085	0	124	0
赤峰学院	276	276	147	73	73	70	58	3 459	3 459	3 363	0	96	0

续表

科技课题				科技成果及技术转让							成果授奖(项)	
				专著		学术论文(篇)			技术转让			
课题总数(项)	当年投入人数(人)	当年拨入经费(千元)	当年支出经费(千元)	数量(部)	字数(千字)	合计	其中:国外学术刊物发表	鉴定成果数(项)	签订合同数(项)	当年实际收入(千元)	合计	其中:国家级奖
166	96	290	290	0	0	116	16	8	0	0	0	0
24	10	172	172	3	35	257	3	3	0	0	0	0
7	9	483	483	0	0	234	0	0	0	0	0	0
95	94	825	563	0	0	129	0	0	0	0	0	0
4	1	20	7	0	0	184	183	0	0	0	0	0
408	263	158 677	151 569	5	1 573	950	185	52	15	1 250	3	0
533	407	250 800	240 534	11	3 041	1 794	620	29	20	11 960	14	2
143	86	10 837	10 040	1	1 043	380	47	29	0	0	6	0
68	44	542	809	0	0	205	8	10	0	0	0	0
252	56	25 344	20 042	0	0	545	40	0	0	0	6	0
65	229	1 704	1 326	3	1 047	255	15	4	0	0	3	0
64	52	2 017	1 865	0	0	140	10	16	0	0	0	0
35	53	1 776	2 925	0	0	188	0	4	0	0	0	0
395	576	43 005	36 781	3	483	803	73	4	16	334	5	0
597	680	139 555	116 837	8	1 885	1 435	35	20	3	80	7	0
293	350	18 889	27 030	3	710	681	18	11	0	0	5	0
810	1 124	31 278	25 837	40	10 180	1 462	118	38	0	0	34	0
59	74	790	482	1	160	217	16	2	0	0	1	0
257	167	8 481	3 199	2	370	375	69	0	1	461	2	0
17	33	168	357	0	0	294	20	0	0	0	0	0
91	77	1 668	1 637	9	1 210	472	44	7	0	0	1	0
14	23	492	338	0	0	91	6	0	0	0	0	0
17	37	180	123	0	0	82	5	0	0	0	0	0
8	16	255	148	1	150	216	3	0	0	0	0	0
36	51	388	314	2	720	130	5	0	0	0	0	0
45	150	3 911	3 860	12	1 017	111	6	20	0	0	0	0
13	8	56	56	0	0	36	0	0	0	0	0	0
45	65	1 266	1 263	0	0	52	5	0	0	0	0	0
344	375	24 598	15 950	3	942	813	15	3	9	1 620	3	0
477	309	58 495	47 696	2	208	823	146	15	8	4 367	4	0
531	446	63 555	40 302	18	2 131	845	53	11	0	0	4	0
215	433	13 049	5 234	0	0	1 352	4	19	0	0	6	0
135	85	2 040	811	0	0	301	3	23	0	0	8	0
277	131	9 839	2 201	1	250	275	5	1	0	0	5	0
78	159	3 157	2 732	0	0	748	36	1	0	0	6	0
79	86	704	491	0	0	153	0	0	0	0	0	0
68	48	1 365	1 129	4	389	656	0	0	0	0	0	0

学校名称	教学与科研人员(人)			研究与发展人员(人年)				科技经费(千元)					
	合计	其中:科学家与工程师		合计	其中:科学家与工程师		全时当量人员	合计	当年拨入				当年内部支出
		小计	其中:高级职称		小计	其中:高级职称			小计	政府资金	企事业单位委托(进入学校财务)	其他	
呼伦贝尔学院	557	501	182	21	21	21	17	385	385	385	0	0	0
集宁师范学院	205	205	59	9	9	9	7	136	136	136	0	0	0
呼和浩特民族学院	63	62	20	0	0	0	0	0	0	0	0	0	0
沈阳工业大学	1 252	1 249	493	435	435	402	348	151 109	62 455	20 064	41 049	1 342	0
沈阳航空工业学院	842	833	303	575	570	303	460	55 851	49 089	32 835	15 775	479	0
沈阳理工大学	1 061	1 021	357	510	510	357	408	62 948	31 321	17 760	11 448	2 113	0
辽宁科技大学	1 081	1 081	420	290	290	246	232	120 450	28 161	9 540	11 325	7 296	0
辽宁工程技术大学	1 377	1 375	529	785	785	529	628	88 043	88 043	28 498	40 501	19 044	0
辽宁石油化工大学	636	636	295	178	178	166	142	37 676	37 676	5 525	19 250	12 901	0
沈阳化工学院	579	577	249	330	330	249	264	45 404	39 704	6 489	30 043	3 172	0
大连交通大学	1 083	1 054	404	408	408	333	326	57 212	54 340	26 012	25 650	2 678	0
大连工业大学	573	554	247	369	368	247	295	51 281	50 231	18 072	17 506	14 653	25
沈阳建筑大学	739	739	330	635	635	330	508	125 551	125 551	26 714	73 237	25 600	0
辽宁工业大学	601	591	286	104	104	104	83	32 446	32 446	3 320	28 886	240	0
沈阳农业大学	1 048	984	419	580	580	419	464	96 954	96 954	96 186	0	768	0
大连水产学院	470	458	187	262	262	187	210	37 825	37 825	30 847	6 449	529	3 074
中国医科大学	5 090	5 067	1 449	2 853	2 853	1 390	2 282	83 012	82 892	77 599	0	5 293	0
辽宁医学院	1 210	1 201	443	410	410	317	327	12 468	12 268	10 078	76	2 114	0
大连医科大学	2 939	2 902	859	1 375	1 357	859	1 099	39 760	39 760	29 988	1 432	8 340	126
辽宁中医药大学	1 957	1 839	599	920	920	599	735	50 304	50 304	43 619	0	6 685	740
沈阳药科大学	570	570	258	152	152	111	121	41 382	41 382	23 242	16 670	1 470	0
沈阳医学院	1 091	1 058	530	301	301	283	240	6 486	6 486	5 262	295	929	0
辽宁师范大学	508	508	272	208	208	171	166	17 403	17 403	15 478	1 925	0	0
沈阳师范大学	357	357	151	218	218	149	174	11 234	11 196	7 417	1 005	2 774	8
渤海大学	391	389	167	164	164	158	131	6 546	6 098	5 150	0	948	0
鞍山师范学院	148	148	77	31	31	22	25	1 350	1 350	631	0	719	0
沈阳大学	630	621	467	335	333	312	268	32 830	32 830	20 453	11 555	822	0
大连大学	706	695	370	435	435	370	348	83 819	77 615	44 555	14 760	18 300	0
辽宁科技学院	549	514	171	106	106	106	85	1 873	1 873	1 403	331	139	0
沈阳工程学院	414	413	200	318	317	200	254	16 171	12 457	5 202	6 155	1 100	0
辽东学院	738	713	319	380	380	319	304	7 972	7 972	3 957	3 720	295	0
大连民族学院	346	346	158	171	171	158	137	12 014	12 014	5 432	3 813	2 769	392
大连东软信息学院	426	362	70	72	60	44	57	3 203	3 203	1 276	20	1 907	0

续表

科技课题				科技成果及技术转让							成果授奖(项)	
				专著		学术论文(篇)			技术转让			
课题总数(项)	当年投入人数(人)	当年拨入经费(千元)	当年支出经费(千元)	数量(部)	字数(千字)	合计	其中:国外学术刊物发表	鉴定成果数(项)	签订合同数(项)	当年实际收入(千元)	合计	其中:国家级奖
14	14	301	291	0	0	154	0	0	0	0	0	0
4	6	82	70	0	0	34	1	0	0	0	0	0
0	0	0	0	0	0	25	0	0	0	0	0	0
503	359	146 019	121 765	5	896	1 191	37	11	14	1 400	9	0
305	393	51 135	48 200	0	0	448	37	3	0	0	4	0
307	340	55 080	34 887	2	520	931	1	5	31	6 100	11	0
173	220	118 206	117 244	0	0	291	34	2	1	200	3	0
493	538	67 503	50 874	4	858	1 800	43	85	0	0	11	0
155	153	35 069	32 199	1	290	770	59	7	1	23	4	0
206	237	40 800	27 110	0	0	529	136	2	0	0	9	0
271	360	44 668	40 239	3	320	415	75	3	0	0	0	0
139	284	38 856	24 827	0	0	430	51	3	77	5 001	2	0
413	424	91 619	91 619	3	580	663	31	19	0	0	10	0
67	140	31 102	26 605	0	0	353	0	0	0	0	0	0
461	410	92 039	71 993	9	1 053	1 027	34	10	0	0	12	1
321	183	35 014	32 907	2	2 021	447	44	2	0	0	6	1
1 814	1 905	61 948	35 625	49	10 036	5 194	419	38	0	0	46	0
258	273	5 686	2 172	14	537	375	1	7	0	0	3	0
306	925	26 170	16 553	29	9 225	891	259	23	0	0	16	0
536	615	23 820	15 376	2	770	1 406	40	19	7	303	17	0
301	162	35 076	34 715	0	0	550	384	23	56	12 684	5	0
207	201	3 164	1 190	0	0	426	1	3	0	0	5	0
154	139	16 156	10 386	6	800	375	190	4	12	1 925	2	0
62	145	4 973	2 075	1	270	257	102	1	0	0	0	0
89	124	4 953	1 570	3	604	380	32	0	0	0	0	0
48	21	812	224	0	0	125	29	0	0	0	0	0
97	238	23 316	15 540	7	1 510	107	28	7	0	0	1	0
450	363	38 113	36 611	2	472	822	54	20	1	400	8	0
77	104	704	871	0	0	140	0	0	0	0	1	0
90	212	13 627	9 370	0	0	403	16	3	1	900	2	0
172	253	4 936	4 077	0	0	146	0	3	0	0	0	0
281	125	8 974	3 360	3	1 256	643	136	7	15	1 413	0	0
22	49	2 355	2 410	0	0	73	1	0	0	0	0	0

学校名称	教学与科研人员(人)			研究与发展人员(人年)				科技经费(千元)					
	合计	其中:科学家与工程师		合计	其中:科学家与工程师		全时当量人员	合计	当年拨入				当年内部支出
		小计	其中:高级职称		小计	其中:高级职称			小计	政府资金	企事业单位委托(进入学校财务)	其他	
长春理工大学	1 039	1 033	424	906	906	424	725	150 916	150 916	105 765	26 501	18 650	0
东北电力大学	1 108	1 079	447	307	301	242	245	89 641	89 641	10 010	76 101	3 530	0
长春工业大学	860	811	326	698	697	326	558	70 241	70 241	41 351	28 590	300	0
吉林建筑工程学院	582	577	224	403	403	224	323	9 145	9 145	8 291	0	854	0
吉林化工学院	477	467	176	349	349	176	279	13 364	13 364	4 830	8 213	321	0
吉林农业大学	986	923	364	633	632	364	507	67 677	67 677	65 264	766	1 647	160
长春中医药大学	1 180	1 158	434	429	422	279	343	26 490	26 490	24 065	2 425	0	0
北华大学	1 438	1 313	573	506	504	404	404	25 188	25 188	15 411	9 059	718	250
通化师范学院	236	232	66	129	129	66	103	2 235	2 235	2 089	0	146	0
吉林师范大学	535	508	161	302	296	153	242	21 154	21 154	14 238	6 060	856	300
吉林工程技术师范学院	270	265	110	212	209	110	169	3 899	3 899	3 194	320	385	0
长春师范学院	376	359	109	305	302	109	244	15 070	15 070	13 185	1 575	310	0
白城师范学院	244	244	110	100	100	73	80	1 313	1 313	1 313	0	0	0
吉林工商学院	203	202	85	59	59	55	47	482	482	482	0	0	0
长春工程学院	996	989	379	369	369	242	295	18 831	18 831	7 108	10 423	1 300	0
吉林农业科技学院	401	400	142	147	147	130	118	3 242	3 242	3 242	0	0	0
长春大学	410	403	187	354	348	187	283	22 473	22 473	6 405	2 830	13 238	0
吉林医药学院	261	258	70	55	55	46	44	1 315	1 315	1 125	65	125	0
黑龙江大学	944	944	417	402	402	357	321	62 564	62 564	55 889	3 866	2 809	0
哈尔滨理工大学	1 795	1 717	913	1 082	1 082	913	865	151 301	127 409	68 831	55 778	2 800	627
黑龙江科技学院	1 105	1 073	395	549	531	375	440	35 101	34 289	15 357	18 650	282	0
大庆石油学院	1 190	1 166	483	500	500	376	400	223 245	223 245	47 579	175 042	624	0
佳木斯大学	2 128	2 104	690	698	695	457	558	11 825	11 825	10 914	170	741	150
黑龙江八一农垦大学	863	836	311	324	321	287	259	14 791	14 791	11 336	1 900	1 555	720
哈尔滨医科大学	6 864	6 493	1 768	3 041	2 737	1 587	2 431	71 813	71 813	67 849	420	3 544	1 188
黑龙江中医药大学	1 984	1 960	705	716	699	515	573	39 665	39 665	36 873	1 188	1 604	90
牡丹江医学院	1 438	1 383	538	655	647	433	523	13 665	13 665	11 765	0	1 900	0
哈尔滨师范大学	987	974	415	616	597	415	493	44 666	44 393	11 495	634	32 264	0
齐齐哈尔大学	1 176	1 170	600	615	615	521	492	13 042	13 042	10 144	2 391	507	0
牡丹江师范学院	346	305	114	91	88	68	73	2 942	2 942	2 034	0	908	0
哈尔滨学院	221	220	109	38	38	34	30	500	500	352	0	148	0
大庆师范学院	221	219	63	68	68	63	54	2 215	2 215	2 010	0	205	0
绥化学院	177	177	55	75	75	55	60	1 465	1 465	1 345	0	120	0

续表

科技课题				科技成果及技术转让							成果授奖(项)	
				专著		学术论文(篇)			技术转让			
课题总数(项)	当年投入人数(人)	当年拨入经费(千元)	当年支出经费(千元)	数量(部)	字数(千字)	合计	其中:国外学术刊物发表	鉴定成果数(项)	签订合同数(项)	当年实际收入(千元)	合计	其中:国家级奖
520	636	102 434	71 057	10	1 842	898	122	42	1	780	15	1
216	254	83 999	50 168	2	150	1 152	53	36	116	4 353	6	0
402	511	65 645	71 419	0	0	1 012	121	39	3	2 100	4	0
171	269	6 725	4 286	0	0	365	61	53	0	0	1	0
516	233	10 169	10 939	0	0	226	35	72	0	0	4	0
415	492	60 650	37 220	2	140	662	56	176	1	203	15	1
401	320	19 538	12 606	2	335	661	36	48	0	0	12	0
122	414	16 153	15 660	0	0	669	29	87	1	110	14	0
59	86	1 338	1 185	3	2 600	205	12	22	0	0	0	0
179	201	18 980	11 009	0	0	504	202	126	1	90	1	0
95	205	1 685	1 485	0	0	492	145	34	0	0	6	0
93	203	10 610	9 903	1	200	665	89	17	0	0	7	0
30	67	661	388	0	0	254	24	15	0	0	0	0
39	40	203	190	0	0	74	0	5	0	0	1	0
105	246	15 172	13 557	0	0	251	37	43	0	0	2	0
28	98	2 360	1 304	2	386	337	3	6	0	0	0	0
160	276	5 980	5 964	1	154	212	11	21	2	610	1	0
37	37	920	103	0	0	300	0	12	0	0	3	0
614	283	34 377	36 142	10	5 317	759	145	0	0	0	0	0
326	750	100 861	70 619	1	55	612	85	8	19	3 280	8	0
197	381	22 449	20 550	3	473	802	173	6	3	150	1	0
739	632	214 792	169 332	3	353	984	47	25	8	9 660	13	1
230	481	3 631	2 031	9	3 108	656	34	52	2	130	4	0
233	226	12 681	8 989	2	150	534	49	87	17	153	5	0
1 454	2 027	40 310	23 984	29	4 898	2 430	303	29	0	0	40	0
820	486	13 489	15 903	2	890	671	90	0	0	0	37	1
129	436	5 355	5 255	0	0	243	29	0	0	0	10	1
527	411	32 802	21 139	5	1 280	658	185	1	0	0	4	0
144	431	6 973	3 027	7	1 062	487	61	77	0	0	2	0
23	61	1 076	550	0	0	206	11	0	0	0	0	0
31	25	176	69	2	330	119	10	0	0	0	0	0
37	45	1 165	965	1	260	75	5	4	0	0	0	0
39	50	126	117	1	120	159	0	0	0	0	0	0

学校名称	教学与科研人员(人)			研究与发展人员(人年)				科技经费(千元)					
	合计	其中:科学家与工程师 小计	其中:科学家与工程师 其中:高级职称	合计	其中:科学家与工程师 小计	其中:科学家与工程师 其中:高级职称	全时当量人员	合计	当年拨入 小计	当年拨入 政府资金	当年拨入 企事业单位委托(进入学校财务)	当年拨入 其他	当年内部支出
哈尔滨商业大学	349	347	157	234	234	157	187	12 512	12 512	10 212	300	2 000	0
哈尔滨体育学院	167	167	53	87	87	53	70	3 546	3 546	3 526	0	20	0
齐齐哈尔医学院	2 121	1 960	625	273	252	145	220	7 061	7 061	4 225	43	2 793	0
黑龙江东方学院	310	310	188	52	52	37	41	559	559	399	0	160	0
黑龙江工程学院	701	701	286	254	254	248	203	11 100	10 860	7 189	2 900	771	300
黑河学院	85	85	31	18	18	14	14	281	281	131	0	150	0
上海理工大学	1 286	1 246	346	710	710	346	568	321 934	310 965	92 842	214 980	3 143	0
上海海事大学	1 133	1 023	334	681	622	334	545	192 099	192 099	38 247	108 684	45 168	813
上海电力学院	517	509	154	142	141	122	114	76 004	43 179	25 332	17 512	335	1 200
上海应用技术学院	735	727	231	348	348	231	279	83 957	83 957	20 851	46 649	16 457	0
上海水产大学	878	865	315	209	209	200	167	135 531	135 531	105 930	10 747	18 854	3 143
上海中医药大学	3 993	3 906	877	1 985	1 963	854	1 588	155 046	155 045	126 919	15 178	12 948	9 342
上海师范大学	1 095	1 050	371	396	342	312	317	102 345	85 772	44 366	13 396	28 010	150
上海工程技术大学	787	723	200	659	659	200	527	95 465	95 465	37 059	42 036	16 370	0
上海电机学院	497	417	120	182	181	120	145	37 947	27 482	7 889	11 460	8 133	0
上海第二工业大学	435	418	93	292	274	93	234	39 755	32 480	17 847	0	14 633	0
江苏科技大学	908	905	441	315	311	232	252	115 280	115 280	28 411	79 101	7 768	1 380
南京工业大学	1 030	1 026	511	537	533	467	430	298 153	298 153	79 090	214 743	4 320	20 243
江苏工业学院	674	660	235	188	177	125	150	62 232	62 232	22 043	35 059	5 130	2 800
南京邮电大学	1 051	1 027	333	563	563	333	451	119 897	119 897	42 708	70 224	6 965	0
南京林业大学	1 077	1 069	415	452	452	391	362	90 753	90 753	53 728	34 582	2 443	0
江苏大学	1 905	1 874	720	686	680	640	549	305 689	235 373	118 400	105 473	11 500	2 276
南京信息工程大学	815	814	265	569	569	265	456	153 205	153 205	83 088	57 805	12 312	4 080
南通大学	1 219	1 193	453	845	842	453	676	76 397	76 397	33 618	16 472	26 307	0
盐城工学院	551	550	197	118	118	110	94	16 550	16 550	6 620	5 350	4 580	0
南京医科大学	3 842	3 760	953	606	606	404	485	141 175	141 175	93 640	23 183	24 352	7 408
徐州医学院	578	547	154	295	291	154	236	22 366	22 071	14 931	70	7 070	0
南京中医药大学	841	839	313	516	516	313	413	40 072	40 072	34 061	2 411	3 600	460
徐州师范大学	531	526	241	277	277	241	221	29 252	29 252	8 304	16 734	4 214	0
淮阴师范学院	392	389	151	79	79	77	63	20 724	20 724	13 425	355	6 944	0
盐城师范学院	378	353	100	44	44	43	35	4 063	3 313	2 673	0	640	0
南京财经大学	143	141	53	19	19	17	15	6 950	6 950	6 021	908	21	0
苏州科技学院	681	675	251	154	154	125	123	43 699	43 699	14 037	28 613	1 049	610

续表

科技课题				科技成果及技术转让							成果授奖(项)	
				专著		学术论文(篇)			技术转让			
课题总数(项)	当年投入人数(人)	当年拨入经费(千元)	当年支出经费(千元)	数量(部)	字数(千字)	合计	其中:国外学术刊物发表	鉴定成果数(项)	签订合同数(项)	当年实际收入(千元)	合计	其中:国家级奖
199	156	9 671	4 448	2	550	400	126	28	0	0	7	0
17	58	2 482	1 041	0	0	63	0	0	0	0	0	0
66	210	2 154	1 690	6	885	241	29	49	0	0	2	0
29	35	114	64	0	0	8	0	0	0	0	0	0
140	169	8 220	8 058	2	600	310	24	50	0	0	4	0
2	12	45	45	0	0	66	3	0	0	0	0	0
722	559	274 296	230 746	0	0	1 970	131	24	5	2 555	8	0
498	488	129 713	110 910	6	787	921	303	4	2	40	4	0
481	139	63 643	54 982	0	0	746	214	0	2	80	4	0
249	285	77 754	75 761	1	346	477	38	0	12	573	0	0
425	172	72 460	45 339	3	1 615	858	63	65	0	0	7	1
1 169	1 358	85 244	64 211	34	8 010	1 486	109	5	3	1 320	12	0
608	289	66 682	52 379	12	1 727	710	244	0	1	20	3	1
456	635	68 072	56 534	0	0	963	42	9	7	227	0	0
206	140	24 764	25 527	0	0	313	7	0	0	0	0	0
333	217	11 914	9 595	0	0	392	90	0	0	0	0	0
678	362	101 239	81 012	5	1 001	2 111	72	85	70	5 320	17	0
984	514	278 758	270 929	6	1 198	1 531	510	6	33	10 166	14	1
265	146	58 588	56 522	0	0	810	209	23	40	9 024	17	0
575	415	110 502	105 913	9	4 512	2 348	364	36	3	190	6	0
651	463	74 408	72 729	0	0	1 262	144	3	4	355	6	3
1 379	1 661	278 550	230 059	2	74	3 628	1 527	0	33	12 605	37	3
894	412	133 604	97 678	5	1 935	1 018	291	2	0	0	3	0
817	694	44 299	36 534	1	50	1 264	169	2	5	216	2	0
191	122	11 757	9 484	1	270	400	42	21	1	130	3	0
1 193	495	79 968	65 037	39	1 413	4 519	928	0	0	0	25	0
278	197	10 963	5 799	2	233	305	74	5	2	150	5	0
537	366	21 021	19 168	21	0	763	48	0	34	2 138	2	0
319	236	24 528	12 361	0	0	435	156	3	1	40	0	0
159	56	9 503	5 238	1	750	292	90	2	1	500	0	0
73	29	1 730	973	1	410	538	79	0	0	0	0	0
84	21	3 267	1 842	5	1 156	80	22	6	0	0	0	0
470	273	38 517	35 011	3	1 485	466	30	5	0	0	2	0

学校名称	教学与科研人员(人)			研究与发展人员(人年)				科技经费(千元)					
	合计	其中:科学家与工程师		合计	其中:科学家与工程师		全时当量人员	合计	当年拨入				当年内部支出
		小计	其中:高级职称		小计	其中:高级职称			小计	政府资金	企事业单位委托(进入学校财务)	其他	
常熟理工学院	450	444	138	220	220	138	176	15 810	15 810	5 742	2 366	7 702	0
淮阴工学院	565	561	155	91	91	86	73	13 261	13 261	10 930	1 685	646	0
常州工学院	346	346	127	40	40	35	32	4 238	4 017	3 347	650	20	0
扬州大学	2 135	2 046	925	614	606	521	491	215 321	215 321	143 414	66 996	4 911	4 308
南京工程学院	857	787	281	183	183	182	146	73 468	70 945	4 275	65 285	1 385	5 782
南京晓庄学院	259	256	78	45	45	34	36	2 620	2 620	1 880	240	500	30
江苏技术师范学院	415	414	137	174	174	137	139	6 661	6 573	4 772	0	1 801	0
淮海工学院	753	747	277	381	381	277	305	25 101	20 655	13 480	3 760	3 415	0
徐州工程学院	457	457	123	95	95	61	76	20 050	20 050	17 351	1 820	879	0
金陵科技学院	484	471	89	7	7	6	6	4 589	4 589	2 330	2 119	140	0
杭州电子科技大学	1 245	1 219	444	690	668	444	552	172 120	154 620	91 846	31 596	31 178	1 402
浙江工业大学	1 626	1 561	710	564	545	498	451	331 484	331 484	107 213	206 169	18 102	140
浙江理工大学	902	875	308	584	575	308	467	156 017	130 743	57 376	29 369	43 998	0
浙江海洋学院	567	536	175	192	182	145	154	60 019	60 019	45 752	5 728	8 539	4 287
浙江林学院	837	795	277	264	244	182	212	64 305	64 305	42 909	14 183	7 213	80
温州医学院	4 993	4 803	1 085	827	782	601	662	78 312	78 312	54 773	606	22 933	0
浙江中医药大学	2 702	2 616	619	539	478	357	431	53 859	53 859	37 420	2 363	14 076	858
浙江师范大学	666	633	269	221	209	131	177	60 341	60 341	23 651	7 734	28 956	65
杭州师范大学	717	687	315	395	390	315	316	49 158	49 158	32 964	9 034	7 160	853
湖州师范学院	335	296	129	174	152	116	140	9 314	9 314	6 057	1 437	1 820	0
绍兴文理学院	494	478	201	293	288	201	234	18 890	18 890	8 862	8 250	1 778	0
台州学院	572	561	139	132	117	96	106	6 748	6 748	2 467	2 281	2 000	0
温州大学	680	666	283	242	231	197	193	51 703	51 703	35 670	9 902	6 131	80
丽水学院	360	355	134	151	150	126	121	5 121	5 121	3 264	221	1 636	0
浙江工商大学	519	513	210	283	283	210	227	101 082	95 082	39 890	22 857	32 335	90
嘉兴学院	659	619	198	242	242	181	194	27 481	27 481	9 385	12 442	5 654	0
中国计量学院	770	749	310	444	444	310	355	102 657	89 997	46 856	25 502	17 639	173
浙江万里学院	277	275	123	134	134	119	107	24 055	24 055	13 198	1 543	9 314	80
浙江科技学院	533	528	210	83	83	81	67	40 882	40 882	10 030	23 499	7 353	0
宁波工程学院	395	381	121	76	76	74	61	39 387	26 062	5 231	17 361	3 470	0
宁波大学	1 071	1 061	532	772	765	532	618	106 026	106 026	52 053	37 005	16 968	156
浙江树人学院	179	172	68	53	51	31	42	5 886	5 886	1 324	675	3 887	0
安徽工业大学	856	843	367	559	545	367	447	97 948	85 432	51 232	26 900	7 300	2 600

续表

科技课题				科技成果及技术转让							成果授奖(项)	
课题总数(项)	当年投入人数(人)	当年拨入经费(千元)	当年支出经费(千元)	专著		学术论文(篇)		鉴定成果数(项)	技术转让		合计	其中:国家级奖
				数量(部)	字数(千字)	合计	其中:国外学术刊物发表		签订合同数(项)	当年实际收入(千元)		
178	161	7 529	4 746	0	0	408	75	1	1	8	0	0
110	61	10 284	6 717	0	0	758	28	16	0	0	0	0
35	37	3 588	3 005	0	0	512	3	7	0	0	1	0
1 167	831	145 333	137 701	7	935	1 747	547	3	22	7 850	14	0
165	183	73 230	59 426	0	0	411	38	0	3	800	1	0
30	30	1 490	1 080	0	0	262	15	0	0	0	1	0
273	138	4 908	2 191	0	0	238	15	13	4	480	0	0
273	283	14 242	9 466	8	2 148	852	34	0	5	3 900	0	0
361	96	6 444	6 599	0	0	406	29	42	2	220	1	0
100	25	3 315	4 073	0	0	200	9	0	0	0	0	0
983	478	73 895	60 039	7	2 179	1 104	373	68	167	24 455	2	2
1 730	567	311 461	211 500	4	1 229	1 678	522	6	95	7 960	13	1
728	413	58 301	24 798	3	455	614	243	2	56	9 231	9	2
324	156	48 507	30 494	3	777	431	41	14	0	0	8	0
721	192	51 226	42 365	3	852	643	93	17	10	670	4	1
1 431	551	55 593	30 404	7	438	1 970	343	36	1	120	10	3
1 000	364	23 593	11 499	9	1 749	545	11	24	0	0	11	1
334	148	32 638	19 512	2	469	934	405	0	0	0	2	0
562	264	34 367	20 965	3	427	548	148	0	0	0	0	0
247	130	6 654	6 709	0	0	249	77	2	2	45	1	0
152	195	16 383	14 134	0	0	383	52	0	0	0	1	0
183	88	4 832	4 167	1	355	384	39	0	0	0	0	0
365	179	26 433	22 508	1	210	317	158	1	0	0	2	0
114	101	1 967	2 197	0	0	226	27	0	0	0	0	0
594	278	46 540	32 044	5	904	666	158	15	2	20	0	0
231	164	21 571	17 718	1	297	413	107	5	1	50	0	0
511	297	48 840	29 736	0	0	528	111	0	2	130	2	0
173	89	7 113	3 217	0	0	280	85	0	0	0	2	0
524	131	32 646	28 332	1	327	688	219	27	9	125	5	0
166	84	35 205	33 039	0	0	152	33	10	1	50	0	0
1 959	527	78 336	67 117	3	643	1 182	271	0	3	280	11	1
95	35	2 661	1 827	0	0	157	3	0	0	0	0	0
492	399	44 981	47 813	1	124	576	96	18	1	120	2	0

学校名称	教学与科研人员(人)			研究与发展人员(人年)				科技经费(千元)					
	合计	其中:科学家与工程师		合计	其中:科学家与工程师		全时当量人员	合计	当年拨入				当年内部支出
		小计	其中:高级职称		小计	其中:高级职称			小计	政府资金	企事业单位委托(进入学校财务)	其他	
安徽理工大学	1 321	1 321	390	555	555	390	444	104 794	98 184	32 694	62 500	2 990	0
安徽工程科技学院	755	722	311	203	180	135	162	44 518	32 868	13 970	5 256	13 642	1 020
安徽农业大学	1 074	1 065	344	301	301	201	240	86 359	83 325	56 513	12 385	14 427	3 950
安徽医科大学	3 370	3 286	884	1 019	904	528	815	93 737	93 737	69 230	10 599	13 908	1 898
蚌埠医学院	1 933	1 835	411	351	319	226	280	23 117	23 117	10 337	120	12 660	0
皖南医学院	1 509	1 464	337	137	137	101	109	9 512	9 512	5 494	0	4 018	0
安徽中医学院	1 459	1 341	339	389	389	243	311	30 538	30 538	26 984	0	3 554	50
安徽师范大学	1 056	1 050	402	320	320	267	256	49 594	48 377	33 246	8 331	6 800	0
阜阳师范学院	205	201	47	55	55	41	44	7 769	7 756	4 495	0	3 261	0
安庆师范学院	363	351	115	94	90	72	75	14 322	14 322	9 382	1 260	3 680	30
淮北煤炭师范学院	335	329	113	264	262	113	211	16 214	16 214	4 899	6 390	4 925	0
黄山学院	360	336	80	37	35	33	29	2 159	2 159	782	148	1 229	0
皖西学院	386	386	104	187	187	104	149	10 110	10 110	5 427	0	4 683	0
滁州学院	301	294	73	66	66	56	53	7 584	7 584	4 760	206	2 618	0
安徽财经大学	149	145	37	51	51	37	41	6 043	6 043	3 543	0	2 500	0
宿州学院	294	293	64	82	82	54	66	15 125	15 125	2 727	215	12 183	100
巢湖学院	280	280	54	33	33	26	26	2 681	2 681	530	0	2 151	0
淮南师范学院	338	272	71	102	102	71	81	7 137	7 137	4 122	20	2 995	0
铜陵学院	322	317	93	98	98	85	78	9 436	9 195	2 129	0	7 066	0
安徽建筑工业学院	726	726	228	521	521	228	416	49 096	30 946	11 026	18 872	1 048	0
安徽科技学院	442	442	162	173	173	157	138	16 041	16 041	15 167	434	440	0
安徽三联学院	190	190	73	43	43	36	35	1 562	1 562	1 162	0	400	0
合肥学院	559	559	174	123	123	92	98	5 525	5 507	2 554	0	2 953	100
蚌埠学院	319	313	77	121	121	77	96	2 958	2 958	2 100	258	600	0
池州学院	168	167	48	32	32	23	25	7 373	7 373	7 148	0	225	0
安徽新华学院	368	335	83	78	78	49	62	882	882	703	0	179	0
安徽工程大学机电学院	150	144	59	12	11	8	10	3 405	2 637	683	326	1 628	23
安徽工业大学工商学院	56	33	7	0	0	0	0	100	100	100	0	0	0
安徽建筑工业学院城市建设学院	73	73	35	22	22	20	17	1 050	330	312	0	18	0
安徽农业大学经济技术学院	97	96	26	1	1	1	1	138	138	114	0	24	0
安徽师范大学皖江学院	20	20	5	0	0	0	0	0	0	0	0	0	0
淮北煤炭师范学院信息学院	100	100	42	21	21	18	17	601	601	372	40	189	0
合肥师范学院	204	192	42	98	96	42	78	5 646	5 646	3 176	60	2 410	0

续表

科技课题				科技成果及技术转让							成果授奖(项)	
				专著		学术论文(篇)			技术转让			
课题总数(项)	当年投入人数(人)	当年拨入经费(千元)	当年支出经费(千元)	数量(部)	字数(千字)	合计	其中:国外学术刊物发表	鉴定成果数(项)	签订合同数(项)	当年实际收入(千元)	合计	其中:国家级奖
665	415	88 136	78 324	2	640	984	98	15	23	5 250	9	2
178	160	23 780	17 902	2	140	372	34	13	42	1 660	5	0
571	321	45 284	31 750	2	608	1 370	182	18	235	8 080	10	1
1 191	680	59 486	49 364	15	1 777	2 675	249	27	0	0	20	0
436	234	7 573	4 044	0	0	1 129	8	3	0	0	4	0
254	91	2 844	2 253	1	300	520	13	8	0	0	0	0
633	259	9 036	3 868	14	3 718	704	45	0	10	350	5	0
339	273	19 192	14 110	2	450	704	294	9	6	115	1	0
45	37	822	760	0	0	302	8	7	23	540	0	0
132	63	4 897	3 993	1	136	395	69	2	3	130	1	0
225	176	12 566	10 085	1	500	326	68	4	1	350	3	2
184	24	1 366	569	1	242	153	18	1	1	50	3	1
213	125	5 490	4 599	0	0	568	18	5	0	0	0	0
111	45	1 338	833	2	240	180	32	0	0	0	0	0
64	36	1 343	642	0	0	131	0	0	0	0	2	0
171	55	4 379	728	1	130	186	19	7	0	0	0	0
22	22	84	66	0	0	221	1	0	0	0	0	0
120	68	2 010	1 146	0	0	212	6	0	0	0	0	0
63	65	598	352	0	0	110	7	0	0	0	0	0
435	364	46 170	34 991	0	0	524	36	11	6	120	8	2
226	115	14 961	9 770	25	3 018	483	22	12	6	3 000	2	0
13	29	439	439	0	0	32	0	1	0	0	1	0
119	82	2 825	2 065	0	0	261	14	0	0	0	0	0
59	80	518	518	0	0	244	16	0	0	0	0	0
25	21	248	124	0	0	101	4	0	0	0	0	0
62	53	261	175	0	0	42	0	0	0	0	0	0
9	8	1 094	922	0	0	47	5	0	0	0	0	0
0	0	0	0	0	0	0	0	0	0	0	0	0
18	18	1 050	879	0	0	0	0	0	0	0	0	0
8	1	16	16	0	0	0	0	0	0	0	0	0
0	0	0	0	0	0	0	0	0	0	0	0	0
25	14	285	323	0	0	58	5	0	0	0	0	0
73	65	1 676	1 429	0	0	244	63	0	0	0	0	0

学校名称	教学与科研人员(人)			研究与发展人员(人年)				科技经费(千元)					
	合计	其中:科学家与工程师		合计	其中:科学家与工程师		全时当量人员	合计	当年拨入				当年内部支出
		小计	其中:高级职称		小计	其中:高级职称			小计	政府资金	企事业单位委托(进入学校财务)	其他	
河海大学文天学院	79	79	32	0	0	0	0	960	960	100	0	860	0
华侨大学	968	911	357	349	327	281	279	43 348	43 348	32 784	8 347	2 217	0
福建工程学院	753	753	198	148	148	136	118	30 485	30 485	20 220	8 486	1 779	1 200
福建农林大学	957	876	411	237	230	185	190	120 337	120 337	111 255	7 814	1 268	5 199
集美大学	1 181	1 095	377	276	269	242	221	59 490	56 815	29 383	24 361	3 071	2 310
福建医科大学	2 957	2 899	808	1 017	1 006	658	814	48 255	48 255	26 124	266	21 865	0
福建中医学院	1 583	1 421	301	698	645	250	558	38 694	38 694	24 984	113	13 597	161
福建师范大学	915	856	316	130	87	58	104	49 760	49 427	31 559	7 319	10 549	0
闽江学院	376	362	98	58	54	47	46	2 142	2 014	1 673	0	341	0
武夷学院	166	166	53	75	75	53	60	2 439	2 439	1 690	150	599	0
泉州师范学院	320	317	95	119	118	95	95	4 366	4 366	4 040	260	66	0
漳州师范学院	270	270	68	113	113	68	90	2 557	2 557	1 660	0	897	0
厦门理工学院	334	320	75	192	191	75	153	22 654	22 654	14 376	5 165	3 113	0
三明学院	231	219	78	78	76	61	62	5 378	5 378	4 527	315	536	100
龙岩学院	264	262	90	75	74	60	60	6 237	6 237	5 911	0	326	0
福建警察学院	42	39	9	5	5	3	4	185	185	185	0	0	0
莆田学院	814	795	279	232	226	184	186	7 646	7 564	7 002	0	562	0
华东交通大学	700	677	241	299	289	241	240	70 572	65 125	12 441	47 542	5 142	0
东华理工大学	870	866	342	236	236	192	188	77 506	77 506	45 156	21 113	11 237	2 982
南昌航空大学	896	863	278	403	402	278	323	92 404	89 904	15 907	68 749	5 248	2 000
江西理工大学	1 015	1 005	347	164	164	132	131	53 343	48 631	16 851	22 250	9 530	1 650
景德镇陶瓷学院	480	438	143	363	363	143	290	44 466	44 466	12 714	31 634	118	0
江西农业大学	657	654	299	310	310	250	248	92 707	92 707	54 550	18 796	19 361	4 000
江西中医学院	1 544	1 406	405	632	632	405	505	55 667	54 618	52 018	2 500	100	2 000
赣南医学院	1 300	1 262	183	203	203	129	162	4 791	4 791	4 278	0	513	0
江西师范大学	592	563	146	308	299	146	246	41 841	41 841	16 902	4 177	20 762	100
上饶师范学院	258	250	83	27	26	20	22	2 133	2 133	462	1 000	671	0
宜春学院	478	467	150	215	215	150	172	2 018	2 018	1 984	15	19	0
赣南师范学院	300	293	146	103	103	79	83	11 422	11 422	7 526	916	2 980	0
江西科技师范学院	324	316	145	199	188	144	159	12 397	12 111	6 988	850	4 273	0
南昌工程学院	427	424	152	420	420	152	336	7 347	7 347	2 930	2 897	1 520	50
九江学院	1 794	1 706	424	188	188	172	150	6 259	6 259	2 679	3 203	377	0
山东科技大学	1 775	1 767	650	146	146	146	117	136 681	136 681	46 078	85 480	5 123	35 000

续表

科技课题				科技成果及技术转让							成果授奖(项)	
				专著		学术论文(篇)			技术转让			
课题总数(项)	当年投入人数(人)	当年拨入经费(千元)	当年支出经费(千元)	数量(部)	字数(千字)	合计	其中:国外学术刊物发表	鉴定成果数(项)	签订合同数(项)	当年实际收入(千元)	合计	其中:国家级奖
0	0	0	0	0	0	1	0	0	0	0	0	0
564	233	26 255	25 811	0	0	819	673	10	4	283 000	0	0
470	239	28 618	18 684	0	0	273	7	0	0	0	1	0
576	181	101 707	92 290	5	1 248	903	105	52	9	400	17	2
834	372	46 365	43 159	1	124	970	72	15	1	60	3	0
632	678	33 247	20 610	2	194	1 429	108	27	0	0	10	0
588	468	33 513	10 196	5	266 163	381	0	15	1	150	6	0
764	155	24 514	21 340	3	453	697	165	16	45	5 512	10	0
125	39	1 571	1 597	0	0	193	11	1	0	0	0	0
63	50	1 339	910	0	0	230	1	0	0	0	0	0
127	81	3 786	825	1	631	360	30	0	0	0	0	0
50	106	1 794	1 134	0	0	251	62	0	0	0	0	0
300	128	21 504	24 651	3	685	204	10	2	0	0	0	0
87	52	4 974	5 018	0	0	135	16	0	0	0	0	0
106	51	4 369	2 594	0	0	143	25	0	0	0	2	0
16	3	155	48	0	0	9	0	1	0	0	0	0
232	160	6 204	281	0	0	397	40	1	0	0	1	0
240	200	63 314	52 668	0	0	1 287	61	14	7	2 750	0	0
245	195	71 952	71 789	4	870	905	105	3	2	1 235	3	0
643	326	85 439	87 370	0	0	737	80	5	1	1 500	9	1
268	205	43 728	40 626	1	167	1 450	9	10	1	1 100	3	0
238	242	42 372	35 127	0	0	357	15	20	8	910	0	0
575	261	74 907	72 901	8	773	995	230	10	1	10 000	4	0
489	441	51 074	47 181	0	0	382	40	6	1	2 000	3	0
130	135	1 145	1 032	1	190	691	0	12	0	0	0	0
321	205	20 154	15 759	0	0	641	83	6	1	1 000	1	0
32	18	1 381	501	0	0	165	10	0	0	0	0	0
84	146	843	573	0	0	346	7	5	0	0	0	0
102	69	9 778	7 803	0	0	332	66	14	0	0	2	0
191	132	8 317	5 669	2	25	216	44	8	0	0	1	0
113	280	3 547	2 859	0	0	207	2	10	0	0	3	0
161	131	4 388	1 977	0	0	527	7	6	0	0	0	0
1 308	427	120 698	94 822	12	1 426	940	15	74	4	100	55	0

学校名称	教学与科研人员(人)			研究与发展人员(人年)				科技经费(千元)					
	合计	其中:科学家与工程师		合计	其中:科学家与工程师		全时当量人员	合计	当年拨入				当年内部支出
		小计	其中:高级职称		小计	其中:高级职称			小计	政府资金	企事业单位委托(进入学校财务)	其他	
青岛科技大学	1 322	1 290	523	501	499	468	401	83 590	83 590	38 236	45 241	113	0
济南大学	1 156	1 119	438	659	615	438	527	96 232	68 778	39 388	25 890	3 500	580
青岛理工大学	989	977	404	306	306	261	245	94 263	94 263	13 964	72 699	7 600	50
山东建筑大学	914	901	413	131	129	104	104	27 549	27 549	7 941	9 108	10 500	0
山东轻工业学院	691	682	349	534	533	349	427	61 824	26 934	8 984	6 200	11 750	0
山东理工大学	1 250	1 231	593	487	482	444	389	61 281	61 281	31 518	25 835	3 928	0
山东农业大学	1 133	1 085	470	704	644	459	563	138 085	136 267	126 990	7 680	1 597	1 630
青岛农业大学	1 046	1 026	427	408	392	314	327	65 539	64 534	54 534	7 900	2 100	1 010
潍坊医学院	1 251	1 227	357	522	522	357	417	23 554	23 554	18 718	95	4 741	0
泰山医学院	1 715	1 663	525	484	475	333	387	35 216	35 216	15 722	596	18 898	0
滨州医学院	659	621	197	305	298	197	244	24 871	24 871	19 814	0	5 057	0
山东中医药大学	508	506	213	255	255	188	204	17 960	17 960	17 751	0	209	300
济宁医学院	1 633	1 599	396	653	653	284	522	23 858	23 858	21 161	0	2 697	180
山东师范大学	809	776	430	423	423	380	338	43 838	42 725	25 782	11 410	5 533	380
曲阜师范大学	632	632	259	398	398	259	318	21 200	21 200	19 566	1 526	108	0
聊城大学	984	964	306	428	428	306	342	33 723	33 723	24 008	525	9 190	0
德州学院	506	506	211	94	94	84	75	4 873	4 873	1 733	1 611	1 529	0
滨州学院	402	400	81	264	264	81	211	8 277	8 277	6 095	990	1 192	0
鲁东大学	564	548	271	159	152	138	128	22 134	22 134	13 046	1 278	7 810	0
临沂师范学院	837	837	289	110	110	89	88	19 014	15 014	3 124	7 900	3 990	0
泰山学院	385	370	119	102	99	87	82	2 815	2 815	1 543	72	1 200	0
济宁学院	300	274	77	56	51	40	45	1 452	1 452	912	0	540	0
菏泽学院	365	362	126	185	185	126	148	1 822	1 822	1 476	0	346	0
山东经济学院	266	260	108	149	149	108	119	15 136	15 027	10 789	1 568	2 670	63
山东体育学院	19	19	3	0	0	0	0	0	0	0	0	0	0
枣庄学院	277	277	62	52	52	43	42	4 632	4 632	2 332	0	2 300	0
青岛大学	3 807	3 742	1 168	971	967	748	776	62 660	62 660	55 771	4 631	2 258	2 200
烟台大学	1 137	1 063	384	203	203	135	162	91 199	91 199	38 085	31 059	22 055	0
潍坊学院	507	507	220	222	222	209	178	8 817	8 817	7 847	465	505	0
山东警察学院	129	127	28	54	54	28	43	893	893	660	0	233	24
山东交通学院	976	942	254	248	248	218	198	2 954	2 954	2 914	40	0	0
山东工商学院	153	153	63	154	153	63	154	5 027	5 027	2 867	1 560	600	0
山东财政学院	94	91	40	46	46	40	37	2 616	2 616	2 521	80	15	0

续表

科技课题				科技成果及技术转让							成果授奖(项)	
课题总数(项)	当年投入人数(人)	当年拨入经费(千元)	当年支出经费(千元)	专著		学术论文(篇)		鉴定成果数(项)	技术转让		合计	其中:国家级奖
				数量(部)	字数(千字)	合计	其中:国外学术刊物发表		签订合同数(项)	当年实际收入(千元)		
391	334	80 754	51 167	9	1 699	2 086	268	30	7	19 900	15	0
761	545	72 491	55 904	0	0	1 896	461	50	28	1 860	6	0
403	398	78 948	71 228	4	1 352	1 235	207	33	0	0	6	0
128	87	12 505	4 021	13	1 932	1 216	243	25	16	7 000	9	1
219	356	45 032	45 960	0	0	512	90	16	9	420	8	0
451	325	41 628	27 725	0	0	1 020	150	19	5	300	6	1
1 116	471	120 830	118 790	6	2 696	1 201	206	23	6	240	9	2
527	292	57 619	54 607	2	1 213	1 450	66	12	0	0	4	0
238	348	10 992	9 073	0	0	1 076	57	94	0	0	5	0
267	322	5 630	5 616	1	287	592	17	23	0	0	0	0
190	213	14 251	5 711	0	0	747	64	30	0	0	3	0
166	179	5 563	4 798	0	0	589	25	11	0	0	50	1
188	435	2 077	1 296	15	2 820	815	2	73	0	0	0	0
476	340	28 128	34 179	4	1 570	685	211	24	55	4 700	4	0
194	273	5 557	6 598	0	0	589	169	5	1	100	3	0
183	285	14 026	7 208	0	0	1 043	741	13	23	1 270	2	0
101	63	3 778	1 943	4	491	623	163	0	0	0	1	0
227	176	3 535	3 521	1	251	257	46	6	0	0	1	0
301	114	17 098	15 511	2	381	920	203	12	1	20	0	0
29	75	15 694	5 488	2	370	860	235	86	0	0	2	0
87	68	1 809	739	0	0	334	105	3	0	0	0	0
73	37	830	421	0	0	206	51	0	0	0	0	0
36	123	336	335	0	0	219	20	7	0	0	0	0
59	115	7 137	6 194	0	0	130	69	5	0	0	4	0
0	0	0	0	0	0	0	0	0	0	0	0	0
25	35	2 300	1 662	2	458	302	27	15	0	0	0	0
464	800	40 525	16 465	56	33 474	1 607	263	21	40	4 630	20	0
442	771	54 044	35 419	4	793	429	212	22	0	0	6	0
86	148	1 946	1 946	0	0	447	0	15	0	0	1	0
21	36	403	233	0	0	27	5	7	0	0	0	0
63	165	1 964	1 369	1	164	138	30	6	2	85	0	0
42	128	2 477	2 021	0	0	241	14	53	0	0	1	0
61	31	1 465	901	1	150	153	0	0	0	0	1	0

学校名称	教学与科研人员(人)			研究与发展人员(人年)				科技经费(千元)					
	合计	其中:科学家与工程师		合计	其中:科学家与工程师		全时当量人员	合计	当年拨入				当年内部支出
		小计	其中:高级职称		小计	其中:高级职称			小计	政府资金	企事业单位委托(进入学校财务)	其他	
华北水利水电学院	639	633	197	138	136	97	111	53 837	43 837	15 718	27 814	305	3 500
河南理工大学	1 583	1 547	435	231	222	155	185	161 661	161 661	20 982	92 763	47 916	1 100
郑州轻工业学院	734	713	256	233	232	195	186	59 723	18 936	9 029	0	9 907	0
河南工业大学	925	919	372	65	62	50	52	103 051	103 051	16 685	60 047	26 319	3 000
河南科技大学	2 062	1 948	607	218	214	185	175	96 270	96 270	19 820	58 967	17 483	0
中原工学院	634	585	263	155	155	150	124	28 231	28 231	10 391	10 995	6 845	0
河南农业大学	1 029	984	387	325	325	263	260	66 310	66 310	40 165	25 883	262	940
河南科技学院	643	634	200	241	240	191	193	17 520	17 520	8 930	1 768	6 822	151
河南中医学院	1 780	1 711	511	456	450	373	365	17 887	17 807	16 782	0	1 025	0
新乡医学院	3 073	2 825	505	306	306	188	245	8 506	8 506	6 525	0	1 981	0
河南大学	1 023	1 021	527	210	208	163	168	110 999	110 999	68 252	8 890	33 857	0
河南师范大学	836	835	323	167	167	153	133	91 276	43 398	32 577	0	10 821	24 876
信阳师范学院	434	427	165	197	189	117	158	10 431	10 431	2 815	1 479	6 137	0
周口师范学院	307	307	92	50	50	41	40	919	919	552	0	367	0
安阳师范学院	432	432	100	57	57	49	45	1 955	1 955	1 316	0	639	0
许昌学院	301	301	118	147	147	106	118	3 939	3 939	2 164	0	1 775	0
南阳师范学院	497	492	159	65	65	46	52	1 727	1 727	1 117	0	610	0
洛阳师范学院	351	349	109	59	59	53	47	3 752	3 752	1 348	920	1 484	0
商丘师范学院	407	406	116	29	29	26	23	2 772	2 772	1 649	0	1 123	0
河南财经学院	67	67	21	4	4	4	3	134	134	134	0	0	20
郑州航空工业管理学院	288	288	72	51	51	44	41	8 255	8 029	2 097	5 832	100	200
黄淮学院	412	409	82	23	23	19	19	967	967	357	0	610	0
平顶山学院	263	263	63	29	29	27	23	1 028	1 028	228	0	800	0
洛阳理工学院	573	569	213	133	132	107	106	5 877	5 877	2 870	1 548	1 459	0
新乡学院	431	431	150	1	1	1	1	8	8	8	0	0	0
安阳工学院	329	328	57	14	14	13	11	491	491	131	0	360	0
河南工程学院	512	491	148	112	106	91	90	4 489	2 734	1 439	0	1 295	0
南阳理工学院	537	533	206	40	40	36	32	1 686	1 686	1 426	0	260	0
平顶山工学院	584	580	187	8	8	7	6	1 954	1 954	749	330	875	0
黄河科技学院	493	493	149	29	29	27	23	706	706	234	0	472	0
郑州科技学院	104	102	6	0	0	0	0	3	3	3	0	0	0
武汉科技大学	1 201	1 118	451	625	625	451	500	138 277	138 277	29 107	108 705	465	0
长江大学	1 896	1 818	624	813	785	577	650	144 434	144 434	38 394	103 999	2 041	0

续表

科技课题				科技成果及技术转让							成果授奖(项)	
课题总数(项)	当年投入人数(人)	当年拨入经费(千元)	当年支出经费(千元)	专著		学术论文(篇)		鉴定成果数(项)	技术转让		合计	其中:国家级奖
				数量(部)	字数(千字)	合计	其中:国外学术刊物发表		签订合同数(项)	当年实际收入(千元)		
241	99	52 773	43 156	7	1 938	937	17	45	0	0	1	0
1 035	248	154 773	144 421	19	5 032	1 672	386	37	8	2 960	23	0
230	170	57 783	57 188	3	1 032	952	103	52	21	3 166	9	0
309	112	101 704	112 505	3	736	1 440	243	99	14	2 560	26	2
391	208	94 025	87 356	21	4 198	1 160	145	82	0	0	21	1
374	155	25 777	22 603	15	4 865	1 018	115	39	20	1 130	3	0
411	237	64 946	60 379	14	1 234	1 252	110	30	3	7 000	16	1
285	184	15 867	13 228	4	220	1 263	179	52	7	4 510	10	0
369	330	13 933	7 070	30	3 052	1 174	8	31	2	90	7	0
309	204	6 548	5 054	16	3 563	1 182	43	21	0	0	5	0
365	154	108 708	42 223	7	1 060	939	332	28	4	400	1	0
499	128	87 004	101 958	10	7 225	618	241	9	18	2 860	4	0
199	138	8 838	8 527	1	257	353	75	5	0	0	2	0
56	34	617	730	0	0	191	8	18	0	0	0	0
48	40	1 619	1 292	0	0	562	80	22	0	0	0	0
92	98	3 058	2 896	1	145	392	65	15	0	0	1	0
72	44	1 099	594	1	180	169	13	6	0	0	0	0
91	42	3 352	2 155	0	0	366	144	12	3	600	0	0
70	19	2 520	1 822	4	485	442	52	5	0	0	2	0
5	3	100	100	0	0	162	17	0	0	0	1	0
125	35	7 751	8 159	4	482	427	3	21	0	0	2	0
26	16	780	690	0	0	410	1	16	0	0	2	0
16	19	800	800	1	400	492	27	0	0	0	0	0
104	100	4 612	2 410	2	75	515	41	31	0	0	3	0
4	1	0	34	0	0	251	19	6	0	0	0	0
18	9	410	250	0	0	236	0	10	0	0	0	0
74	75	3 770	1 668	0	0	0	0	0	0	0	0	0
46	28	1 296	1 102	1	300	428	19	42	12	610	1	0
11	6	1 895	863	2	85	443	61	18	0	0	1	0
45	20	472	406	0	0	78	0	0	0	0	0	0
1	0	0	4	0	0	32	4	0	0	0	0	0
611	420	130 847	111 866	5	0	613	255	19	84	3 967	13	4
573	601	134 896	132 826	6	1 283	1 907	210	10	0	0	21	1

学校名称	教学与科研人员(人)			研究与发展人员(人年)				科技经费(千元)					
	合计	其中:科学家与工程师		合计	其中:科学家与工程师		全时当量人员	合计	当年拨入				当年内部支出
		小计	其中:高级职称		小计	其中:高级职称			小计	政府资金	企事业单位委托(进入学校财务)	其他	
武汉工程大学	930	910	477	181	181	159	144	89 244	89 244	32 216	56 238	790	0
武汉科技学院	551	537	217	117	113	99	94	56 430	56 430	17 587	27 941	10 902	0
武汉工业学院	643	618	252	181	165	137	145	48 132	14 888	13 458	0	1 430	0
湖北工业大学	1 109	1 063	426	525	525	416	420	70 032	70 032	14 094	52 488	3 450	0
湖北中医学院	1 635	1 606	582	256	254	236	205	16 221	16 221	13 683	2 438	100	0
湖北大学	539	526	244	201	201	192	161	40 970	40 856	24 287	14 247	2 322	0
湖北师范学院	392	389	184	132	131	108	106	12 623	12 623	5 555	3 061	4 007	0
黄冈师范学院	226	225	71	60	60	51	48	1 463	1 463	1 442	0	21	0
湖北民族学院	451	415	134	203	203	134	162	7 370	7 370	5 429	906	1 035	0
襄樊学院	374	362	107	48	48	37	39	753	753	753	0	0	0
中南民族大学	487	483	183	222	221	183	178	26 962	26 962	16 664	6 758	3 540	0
湖北汽车工业学院	453	430	141	143	138	108	114	14 921	14 921	5 519	9 195	207	0
孝感学院	405	388	116	69	67	59	55	3 539	3 539	1 432	1 420	687	0
黄石理工学院	503	465	103	120	119	86	96	5 520	5 520	2 565	2 180	775	0
咸宁学院	576	547	170	172	172	134	138	4 304	4 304	1 688	280	2 336	0
郧阳医学院	575	567	269	278	266	197	222	13 674	13 674	4 650	115	8 909	0
江汉大学	473	473	217	95	95	92	76	22 984	22 984	13 403	7 251	2 330	1 200
三峡大学	1 135	1 111	497	462	432	375	369	81 206	81 206	31 170	42 125	7 911	0
湖北警官学院	78	71	24	2	2	2	1	333	333	305	0	28	0
荆楚理工学院	439	431	123	40	35	27	32	1 283	1 283	518	0	765	0
武汉生物工程学院	599	596	59	69	69	59	55	1 287	1 287	767	20	500	0
湖北第二师范学院	249	246	78	11	11	8	9	1 057	1 057	1 057	0	0	0
吉首大学	483	478	240	210	209	204	168	7 422	7 347	5 862	150	1 335	0
湖南科技大学	1 102	1 081	448	386	382	325	309	92 209	84 586	18 308	31 538	34 740	0
长沙理工大学	1 536	1 433	610	750	716	595	600	136 184	127 881	63 941	58 260	5 680	0
湖南农业大学	1 424	1 338	630	762	744	630	610	174 396	174 396	93 488	72 231	8 677	40 100
中南林业科技大学	1 017	949	431	344	323	286	275	92 332	92 332	18 465	48 847	25 020	527
湖南中医药大学	1 639	1 488	540	261	260	223	208	20 960	18 410	15 714	0	2 696	70
湖南理工学院	481	472	174	72	72	64	58	12 819	12 418	7 328	2 290	2 800	0
湘南学院	556	552	286	59	58	55	47	4 469	4 469	1 726	255	2 488	0
衡阳师范学院	225	220	91	80	77	67	64	11 527	11 527	3 112	700	7 715	0
邵阳学院	486	478	192	61	60	54	49	4 315	4 015	2 205	250	1 560	52
怀化学院	235	230	68	21	21	20	17	2 813	2 813	1 363	0	1 450	0

续表

科技课题				科技成果及技术转让							成果授奖(项)	
				专著		学术论文(篇)			技术转让			
课题总数(项)	当年投入人数(人)	当年拨入经费(千元)	当年支出经费(千元)	数量(部)	字数(千字)	合计	其中:国外学术刊物发表	鉴定成果数(项)	签订合同数(项)	当年实际收入(千元)	合计	其中:国家级奖
650	197	87 475	69 879	3	1 410	651	102	14	8	1 509	12	1
413	83	49 387	38 002	2	548	532	128	0	4	10	7	2
177	156	43 010	36 429	0	0	596	30	18	0	0	8	2
233	398	61 262	60 308	2	522	786	81	5	2	70	5	0
389	214	13 687	12 926	6	1 680	1 322	165	28	2	0	3	0
280	206	31 201	10 414	2	400	857	405	8	3	95	2	0
188	94	6 748	6 091	1	260	816	122	4	6	450	2	0
50	40	1 198	989	0	0	436	13	0	2	80	1	0
215	135	6 050	3 585	8	1 260	495	13	2	0	0	12	0
24	32	560	450	0	0	336	25	0	0	0	0	0
343	168	19 219	11 802	0	0	346	85	1	1	80	0	0
123	95	13 409	12 799	0	0	386	32	4	4	75	1	1
46	46	2 835	1 930	0	0	272	7	0	2	80	0	0
58	80	4 310	3 520	0	0	901	98	3	0	0	0	0
115	117	3 498	1 819	1	186	689	51	1	0	0	0	0
185	185	2 653	2 520	6	292	1 367	78	8	0	0	8	0
103	63	12 803	9 507	2	400	365	22	15	9	261	0	0
870	329	77 834	58 570	5	1 172	1 677	310	7	1	240	13	0
8	1	135	70	0	0	65	8	2	0	0	0	0
23	31	1 063	903	0	0	150	8	0	0	0	0	0
59	47	836	624	0	0	283	4	1	0	0	0	0
6	7	932	673	0	0	218	40	0	0	0	0	0
99	142	5 543	3 673	0	0	454	76	2	0	0	2	0
989	321	82 520	82 480	1	380	1 152	112	1	1	60	9	0
1 417	696	128 287	82 079	7	1 995	1 320	155	29	3	400	35	5
956	643	165 408	135 273	3	365	1 357	156	9	171	46 698	24	1
380	367	65 822	42 146	0	0	904	95	2	24	4 032	3	0
360	177	15 966	9 077	14	3 035	1 211	96	7	2	880	5	1
71	75	6 956	4 447	3	958	520	56	0	3	2 110	4	0
346	39	2 533	2 152	0	0	360	25	2	0	0	1	0
263	53	2 728	2 168	1	195	257	21	0	0	0	2	0
144	46	2 261	1 110	0	0	481	28	2	9	420	0	0
44	14	1 320	628	0	0	231	33	1	0	0	0	0

学校名称	教学与科研人员(人)			研究与发展人员(人年)				科技经费(千元)					
	合计	其中:科学家与工程师		合计	其中:科学家与工程师		全时当量人员	合计	当年拨入				当年内部支出
		小计	其中:高级职称		小计	其中:高级职称			小计	政府资金	企事业单位委托(进入学校财务)	其他	
湖南文理学院	384	383	198	105	105	105	84	5 930	5 850	3 230	610	2 010	0
湖南科技学院	252	248	72	28	28	23	22	11 088	11 088	9 403	5	1 680	0
湖南人文科技学院	403	390	168	86	86	80	69	6 092	6 092	2 137	220	3 735	0
湖南商学院	122	121	43	5	5	5	4	271	271	253	0	18	0
南华大学	2 790	2 702	902	682	681	554	545	76 333	76 333	37 360	30 202	8 771	319
长沙医学院	742	742	454	52	52	38	41	1 800	1 800	1 608	0	192	0
长沙学院	359	357	169	64	63	61	51	8 019	8 019	4 807	100	3 112	0
湖南工程学院	680	618	210	68	66	56	54	12 164	12 164	2 897	3 232	6 035	250
湖南城市学院	575	437	192	40	40	35	32	16 876	16 066	2 025	12 780	1 261	0
湖南工学院	438	435	196	42	42	32	33	7 671	7 671	2 613	430	4 628	0
湖南工业大学	646	640	314	238	230	198	190	30 572	30 572	11 103	15 570	3 899	0
湖南第一师范学院	124	124	57	9	9	9	8	623	623	275	0	348	0
汕头大学	2 661	2 548	849	741	720	543	592	72 620	72 620	46 089	6 125	20 406	683
华南农业大学	1 451	1 356	640	508	480	418	407	264 567	264 567	235 068	25 380	4 119	11 892
广东海洋大学	1 138	1 073	361	409	401	351	327	69 394	69 394	56 102	8 533	4 759	2 225
广州医学院	4 651	4 371	1 002	994	954	684	796	81 013	81 013	68 661	651	11 701	203
广东医学院	1 999	1 952	741	476	472	266	381	27 067	27 067	12 700	50	14 317	0
广州中医药大学	4 188	3 635	938	1 162	1 098	728	930	133 818	133 818	100 174	26 846	6 798	2 260
广东药学院	1 575	1 534	433	158	149	108	126	27 921	27 921	19 633	1 631	6 657	0
韶关学院	395	384	157	110	110	97	88	6 724	6 724	2 374	1 120	3 230	0
惠州学院	287	279	79	128	126	79	103	4 247	4 247	2 925	574	748	0
韩山师范学院	303	279	102	83	82	66	66	11 632	11 632	1 248	313	10 071	0
湛江师范学院	475	472	141	161	161	133	129	12 409	12 409	5 709	540	6 160	0
肇庆学院	319	309	120	99	99	96	79	7 579	7 579	5 759	1 200	620	0
嘉应学院	315	304	127	159	159	127	127	4 938	4 938	2 592	520	1 826	0
广东技术师范学院	281	266	102	70	70	66	56	8 334	8 334	4 971	0	3 363	0
深圳大学	876	789	463	233	231	223	186	150 858	150 858	101 908	38 576	10 374	6 283
广州大学	1 031	902	362	164	161	143	131	91 633	91 633	41 786	44 150	5 697	100
仲恺农业技术学院	439	418	158	20	20	19	16	8 097	8 097	3 279	1 334	3 484	230
五邑大学	392	374	150	128	126	97	102	18 182	18 182	11 983	4 309	1 890	1 000
茂名学院	506	478	146	226	226	146	181	15 442	15 442	8 900	4 828	1 714	0
东莞理工学院	385	376	148	171	169	127	137	43 459	43 459	21 103	4 033	18 323	0
广东工业大学	1 522	1 478	487	722	709	487	577	172 840	168 829	76 673	79 036	13 120	4 789

续表

科技课题				科技成果及技术转让							成果授奖(项)	
课题总数(项)	当年投入人数(人)	当年拨入经费(千元)	当年支出经费(千元)	专著 数量(部)	专著 字数(千字)	学术论文(篇) 合计	学术论文(篇) 其中:国外学术刊物发表	鉴定成果数(项)	技术转让 签订合同数(项)	技术转让 当年实际收入(千元)	合计	其中:国家级奖
87	72	5 930	3 378	0	0	582	67	1	6	1 200	1	0
96	19	9 612	544	1	120	181	22	0	0	0	3	0
86	57	3 247	3 320	0	0	194	20	3	0	0	1	0
18	3	235	132	1	140	119	10	0	0	0	2	0
348	454	59 856	39 635	0	0	1 728	27	4	6	3 000	3	0
27	34	760	380	0	0	88	4	0	0	0	0	0
179	53	6 460	6 470	0	0	294	12	1	0	0	1	0
145	70	7 753	4 239	0	0	510	46	0	3	180	0	0
260	47	15 466	15 462	1	300	362	65	0	0	0	1	0
127	31	2 919	1 318	0	0	237	0	0	0	0	2	0
179	200	24 882	10 211	1	414	329	30	4	5	480	4	1
29	6	517	494	1	241	56	6	0	0	0	0	0
484	526	28 131	16 788	2	848	1 191	263	8	7	1 198	8	0
1 472	491	208 868	130 890	8	2 172	2 202	544	15	12	5 316	27	1
568	348	63 316	43 354	1	228	526	79	12	1	25	5	1
738	731	24 345	13 877	9	860	1 007	125	7	0	0	7	1
405	318	17 699	10 234	5	2 244	894	26	6	0	0	2	0
1 146	789	91 569	98 480	3	215	2 466	139	18	2	50	14	0
222	106	13 059	3 908	3	126	942	61	2	3	13 950	2	0
109	77	3 611	4 100	1	300	354	13	0	1	8	1	0
139	95	2 814	1 905	0	0	245	28	0	0	0	0	0
139	55	2 064	1 406	0	0	452	34	0	1	20	0	0
305	120	3 960	1 173	0	0	463	106	3	0	0	0	0
54	79	5 872	3 368	3	710	478	35	6	1	200	0	0
81	106	1 798	1 372	0	0	346	4	0	1	30	0	0
33	51	2 206	1 556	4	854	364	104	0	7	231	0	0
670	267	108 237	71 825	8	790	632	57	0	21	2 520	3	0
665	229	75 155	75 170	12	2 727	914	142	9	2	150	9	1
68	13	3 476	3 115	0	0	827	48	0	0	0	5	1
167	158	13 286	7 150	1	200	680	30	2	3	110	2	0
156	151	8 897	2 676	0	0	401	12	1	0	0	0	0
246	142	21 591	15 715	0	0	278	36	3	4	190	3	0
1 559	720	146 836	108 210	5	3 586	1 753	182	9	18	1 310	8	0

学校名称	教学与科研人员(人)			研究与发展人员(人年)				科技经费(千元)					
	合计	其中:科学家与工程师		合计	其中:科学家与工程师		全时当量人员	合计	当年拨入				当年内部支出
		小计	其中:高级职称		小计	其中:高级职称			小计	政府资金	企事业单位委托(进入学校财务)	其他	
佛山科学技术学院	703	685	291	261	242	201	209	43 657	43 657	20 699	21 643	1 315	161
南方医科大学	2 948	2 717	940	1 210	1 086	745	967	151 020	151 020	130 693	9 800	10 527	22 139
广西工学院	623	620	221	359	358	221	287	31 868	29 254	20 323	6 053	2 878	108
桂林电子科技大学	1 249	1 208	356	794	776	356	636	75 875	75 875	30 258	10 603	35 014	210
桂林理工大学	609	538	235	305	303	235	244	66 731	66 731	30 561	35 650	520	0
广西医科大学	2 852	2 670	590	1 611	1 579	590	1 295	49 515	49 515	48 864	0	651	0
右江民族医学院	1 147	990	178	390	383	136	312	8 411	8 411	6 991	0	1 420	0
广西中医学院	3 412	3 231	808	1 884	1 841	808	1 506	121 058	120 945	118 976	70	1 899	21 170
桂林医学院	1 512	1 390	339	254	252	197	202	9 336	9 336	8 886	0	450	90
广西师范大学	687	655	315	730	655	315	730	41 979	41 979	20 988	3 122	17 869	0
广西师范学院	373	356	120	377	356	120	377	32 782	9 453	9 113	0	340	0
广西民族师范学院	139	131	47	45	45	44	36	414	414	344	0	70	0
河池学院	182	173	34	69	68	34	56	1 930	1 930	1 729	0	201	0
玉林师范学院	312	301	87	210	207	87	168	3 384	3 384	2 724	0	660	0
广西民族大学	285	266	101	146	134	101	116	10 471	10 471	8 978	50	1 443	0
百色学院	103	96	19	45	44	19	36	815	815	393	0	422	0
梧州学院	144	144	25	48	48	25	38	1 977	1 977	1 492	247	238	0
钦州学院	168	167	46	106	106	46	85	2 756	2 756	2 747	0	9	0
贺州学院	164	161	47	64	64	47	51	1 204	1 204	882	0	322	0
琼州学院	252	220	63	31	31	27	25	2 669	2 669	2 413	0	256	0
海南师范大学	306	306	191	92	92	88	73	26 531	26 531	18 510	3 875	4 146	340
海南医学院	1 321	1 295	305	96	96	71	76	15 469	14 909	10 900	550	3 459	0
海口经济学院	84	76	25	1	1	1	1	329	329	88	0	241	0
海南大学三亚学院	73	64	26	1	1	1	0	78	78	45	0	33	0
重庆邮电大学	1 079	1 076	411	565	564	411	452	164 398	164 398	73 801	75 398	15 199	1 500
重庆交通大学	857	855	370	257	254	199	205	187 511	155 157	62 801	90 216	2 140	1 500
重庆医科大学	3 401	3 163	1 058	953	931	691	763	103 098	103 098	70 673	1 805	30 620	369
重庆师范大学	599	557	220	435	434	220	348	32 080	32 080	25 063	2 087	4 930	0
重庆文理学院	282	272	105	81	77	62	65	7 655	7 655	3 190	270	4 195	0
重庆三峡学院	325	320	113	50	48	41	40	4 365	4 365	1 563	647	2 155	0
长江师范学院	211	210	75	24	24	23	19	3 960	3 960	990	0	2 970	0
四川美术学院	24	24	13	24	24	13	21	2 713	2 713	2 023	450	240	0
重庆科技学院	804	771	248	117	113	98	94	51 725	34 717	9 707	21 305	3 705	2 136

续表

科技课题				科技成果及技术转让							成果授奖(项)	
				专著		学术论文(篇)			技术转让			
课题总数(项)	当年投入人数(人)	当年拨入经费(千元)	当年支出经费(千元)	数量(部)	字数(千字)	合计	其中:国外学术刊物发表	鉴定成果数(项)	签订合同数(项)	当年实际收入(千元)	合计	其中:国家级奖
350	184	29 693	24 973	5	430	202	14	6	0	0	2	0
1 035	869	115 996	74 796	15	5 498	3 794	221	24	5	1 683	11	0
520	251	23 409	24 140	1	286	424	8	4	1	20	6	0
751	545	69 665	50 915	2	308	1 904	289	5	25	2 232	1	0
250	361	62 544	56 083	0	0	1 250	130	12	4	400	8	0
729	1 132	29 032	14 929	0	0	3 673	145	24	0	0	24	0
265	260	4 087	2 185	3	920	931	8	3	0	0	3	0
666	1 255	90 970	80 279	13	2 543	1 822	15	45	0	0	23	0
145	169	6 431	3 216	0	0	1 110	11	8	0	0	2	0
407	621	17 265	13 279	4	632	746	196	3	0	0	3	0
315	316	28 046	14 154	2	493	634	91	1	0	0	1	0
39	30	128	123	0	0	165	2	0	0	0	0	0
106	46	894	357	0	0	233	8	0	0	0	0	0
222	140	1 629	1 465	0	0	314	5	0	0	0	0	0
32	102	1 886	778	1	600	161	63	0	1	0	1	0
30	30	581	328	0	0	139	2	0	0	0	0	0
48	32	1 132	317	0	0	43	2	0	0	0	0	0
48	71	2 137	1 238	0	0	102	0	0	0	0	0	0
11	43	455	236	0	0	73	3	2	0	0	0	0
65	21	2 335	1 339	1	260	130	14	1	0	0	0	0
312	61	10 609	8 080	1	100	268	69	6	0	0	3	0
150	64	3 872	3 950	1	200	493	42	29	0	0	7	0
6	1	38	0	0	0	22	0	0	0	0	0	0
9	1	37	11	0	0	13	0	0	0	0	0	0
594	515	147 737	140 508	14	6 259	1 250	343	0	47	12 876	9	2
442	264	163 667	141 855	9	1 130	1 433	100	30	65	39 580	17	3
1 312	653	62 324	52 175	19	5 052	2 917	345	6	1	5 800	10	0
314	290	14 255	11 711	0	0	693	183	30	0	0	6	0
93	54	3 292	1 638	0	0	403	58	0	0	0	1	0
61	36	2 470	1 170	0	0	220	60	0	0	0	0	0
19	16	823	371	0	0	195	3	0	0	0	0	0
13	17	2 070	1 753	0	0	3	0	0	0	0	0	0
211	103	44 415	51 544	9	2 004	404	207	1	0	0	2	0

学校名称	教学与科研人员(人)			研究与发展人员(人年)				科技经费(千元)					
	合计	其中:科学家与工程师		合计	其中:科学家与工程师		全时当量人员	合计	当年拨入				当年内部支出
		小计	其中:高级职称		小计	其中:高级职称			小计	政府资金	企事业单位委托(进入学校财务)	其他	
重庆理工大学	715	708	284	146	144	126	117	39 604	39 604	13 711	19 461	6 432	600
重庆工商大学	796	743	311	86	86	86	69	22 056	22 056	8 403	10 600	3 053	425
西南石油大学	1 319	1 246	488	551	551	488	441	307 722	55 092	50 515	0	4 577	2 387
成都理工大学	864	856	351	576	576	351	461	228 935	228 935	62 366	146 189	20 380	501
西南科技大学	1 392	1 326	444	1 196	1 190	444	957	73 357	73 357	28 698	38 759	5 900	3 340
成都信息工程学院	476	476	192	219	219	177	175	39 876	39 876	3 477	30 457	5 942	400
四川理工学院	743	732	330	282	280	233	225	33 048	33 048	6 759	18 905	7 384	0
西华大学	718	699	302	339	339	266	271	30 511	30 511	8 681	18 714	3 116	109
中国民航飞行学院	1 783	1 610	114	257	257	114	205	14 789	14 789	9 972	1 422	3 395	153
西昌学院	331	313	113	102	102	91	81	14 565	14 565	5 576	5 270	3 719	0
泸州医学院	2 111	1 766	496	1 025	946	458	820	23 225	23 225	11 553	0	11 672	0
成都中医药大学	813	774	234	793	749	234	634	171 242	171 242	166 411	2 458	2 373	0
川北医学院	1 185	1 131	253	431	428	253	344	7 789	7 789	4 795	116	2 878	0
四川师范大学	454	442	200	405	395	200	324	46 108	36 108	10 278	11 850	13 980	0
西华师范大学	485	466	178	221	219	150	177	19 908	19 908	5 083	7 539	7 286	0
绵阳师范学院	305	293	99	169	164	99	135	6 783	4 603	2 125	1 171	1 307	0
内江师范学院	256	249	101	92	92	92	73	3 794	3 794	1 489	100	2 205	0
宜宾学院	248	235	63	76	74	63	61	4 366	4 366	1 944	947	1 475	0
四川文理学院	129	129	38	27	27	26	22	782	782	566	0	216	0
乐山师范学院	313	308	103	114	114	103	91	4 071	3 859	1 415	520	1 924	0
西南民族大学	320	318	141	177	174	134	141	7 307	7 307	4 410	487	2 410	0
成都学院	469	415	165	284	282	165	227	17 302	17 302	8 912	5 016	3 374	1 340
攀枝花学院	513	512	179	81	81	81	65	7 609	7 609	6 830	520	259	0
四川民族学院	102	98	28	8	8	6	6	86	86	76	0	10	0
成都医学院	644	621	121	169	169	86	135	4 410	4 410	2 514	204	1 692	10
贵阳医学院	1 440	1 420	628	308	307	263	246	22 378	22 378	21 988	0	390	0
遵义医学院	1 624	1 585	612	858	858	612	686	17 046	17 046	15 193	154	1 699	0
贵阳中医学院	682	671	258	239	238	156	192	8 983	8 983	6 010	384	2 589	0
贵州师范大学	652	650	226	438	437	226	350	27 424	27 424	15 277	10 527	1 620	50
遵义师范学院	176	168	72	42	42	40	34	1 493	1 493	1 413	0	80	0
铜仁学院	142	139	39	5	5	5	4	483	483	352	0	131	29
兴义民族师范学院	198	193	58	10	10	9	8	157	157	127	0	30	0
安顺学院	149	148	41	28	28	27	22	2 352	2 352	910	1 420	22	0
毕节师范专科学校	198	197	58	45	45	36	36	1 357	1 277	1 129	0	148	0
凯里学院	134	130	42	10	10	10	8	426	426	426	0	0	0

续表

科技课题				科技成果及技术转让							成果授奖(项)	
课题总数(项)	当年投入人数(人)	当年拨入经费(千元)	当年支出经费(千元)	专著		学术论文(篇)		鉴定成果数(项)	技术转让		合计	其中:国家级奖
				数量(部)	字数(千字)	合计	其中:国外学术刊物发表		签订合同数(项)	当年实际收入(千元)		
329	205	33 588	30 780	1	150	576	111	0	7	4 482	9	0
252	161	16 643	13 600	0	0	732	140	0	172	9 028	2	0
2 335	398	303 112	266 968	8	1 858	1 183	29	12	6	570	14	2
917	393	190 922	152 151	11	1 856	1 003	59	10	54	7 285	11	0
797	833	59 434	33 906	9	1 590	1 655	95	13	21	7 496	8	2
400	146	32 180	19 311	2	574	533	92	0	0	0	1	0
524	214	28 770	28 039	2	795	778	95	8	56	10 323	0	0
393	228	26 105	17 401	0	0	795	68	0	4	66	2	0
98	171	13 250	5 807	2	211	192	11	6	0	0	2	0
235	88	9 059	744	12	1 296	149	8	3	0	0	0	0
569	712	7 063	5 647	0	0	904	31	13	0	0	4	0
435	585	171 242	112 668	25	1 405	892	39	5	2	1 050	5	0
266	293	3 487	3 411	1	20	795	26	2	0	0	0	0
493	285	32 173	29 002	2	357	401	70	5	2	800	4	0
305	221	12 058	7 156	2	170	814	216	0	0	0	1	0
112	113	6 065	5 072	0	0	291	7	0	1	3	0	0
79	61	693	411	0	0	280	12	0	0	0	0	0
249	51	3 486	644	0	0	222	42	0	0	0	0	0
9	18	430	239	0	0	280	8	0	0	0	0	0
118	77	1 829	923	0	0	230	11	0	0	0	0	0
174	118	3 952	5 569	1	212	370	41	3	0	0	1	0
133	189	11 368	8 518	0	0	321	36	0	0	0	2	0
75	54	6 960	2 646	1	691	187	0	0	0	0	0	0
21	5	30	28	0	0	64	0	0	0	0	0	0
175	112	2 753	1 647	2	377	284	13	0	0	0	0	0
190	205	20 657	18 147	5	290	1 408	28	17	0	0	12	0
707	578	11 573	8 092	1	60	699	17	19	0	0	7	0
403	164	7 295	6 110	5	415	522	6	7	1	130	4	0
455	292	23 702	14 746	4	802	426	61	2	0	0	2	0
78	28	1 290	1 206	0	0	108	3	0	0	0	0	0
28	4	455	283	0	0	61	0	0	0	0	0	0
11	7	110	46	0	0	118	2	0	0	0	0	0
28	19	2 219	903	0	0	59	1	0	0	0	0	0
42	30	1 121	1 021	1	200	219	0	0	0	0	0	0
17	7	385	250	0	0	91	3	0	0	0	0	0

学校名称	教学与科研人员(人)			研究与发展人员(人年)				科技经费(千元)					
	合计	其中:科学家与工程师		合计	其中:科学家与工程师		全时当量人员	合计	当年拨入				当年内部支出
		小计	其中:高级职称		小计	其中:高级职称			小计	政府资金	企事业单位委托(进入学校财务)	其他	
黔南民族师范学院	179	175	78	13	13	13	10	349	349	291	0	58	0
贵州民族学院	173	171	77	29	29	27	24	1 868	1 868	1 548	0	320	0
贵阳学院	213	194	48	16	16	15	13	2 372	2 252	1 852	0	400	0
六盘水师范学院	159	150	45	29	29	23	24	841	516	456	0	60	0
贵州师范学院	75	75	25	8	8	8	6	137	137	137	0	0	0
昆明理工大学	2 258	2 258	968	1 324	1 324	968	1 059	260 239	260 239	110 079	129 082	21 078	0
云南农业大学	881	830	367	659	654	367	527	64 557	64 557	41 701	18 925	3 931	1 240
西南林学院	598	588	202	232	230	171	186	38 416	38 416	14 706	22 654	1 056	253
昆明医学院	2 917	2 805	1 085	983	941	660	786	86 990	86 990	58 469	2 969	25 552	716
大理学院	1 073	1 051	289	181	165	130	145	16 699	16 699	16 127	572	0	906
云南中医学院	1 049	1 039	188	140	130	102	112	5 829	5 829	5 033	645	151	0
云南师范大学	770	757	334	310	310	243	248	58 535	58 535	32 232	6 368	19 935	290
曲靖师范学院	219	211	62	131	130	62	105	3 525	3 525	3 314	0	211	0
保山学院	139	133	42	18	18	15	15	210	210	108	0	102	0
红河学院	227	219	52	108	108	52	86	1 178	1 178	1 077	0	101	0
云南民族大学	180	180	61	71	71	36	57	2 294	2 294	1 979	315	0	0
玉溪师范学院	250	249	84	90	90	81	72	1 247	1 247	1 167	0	80	0
楚雄师范学院	186	183	66	99	99	66	79	2 231	2 231	1 251	0	980	0
云南警官学院	70	66	47	26	26	23	21	971	971	589	0	382	0
昆明学院	570	561	190	194	190	153	155	2 669	2 669	2 349	30	290	0
文山学院	143	140	32	62	62	32	50	700	640	549	0	91	0
云南大学滇池学院	15	15	1	3	3	0	2	33	33	33	0	0	0
昆明理工大学津桥学院	32	32	11	18	18	11	14	103	103	81	20	2	0
云南师范大学文理学院	17	17	0	6	6	0	5	40	40	28	0	12	0
昆明医学院海源学院	191	182	26	18	18	8	14	289	289	190	0	99	0
西藏民族学院	162	162	34	21	21	21	17	386	386	376	0	10	0
西藏藏医学院	24	24	8	29	24	8	29	776	776	776	0	0	0
西安理工大学	1 243	1 141	479	252	252	180	202	231 110	179 877	57 671	113 922	8 284	0
西安工业大学	724	724	249	107	107	66	85	118 022	84 972	50 352	20 270	14 350	0
西安建筑科技大学	1 279	1 207	481	486	486	481	389	147 794	147 794	58 722	83 419	5 653	1 000
西安科技大学	1 392	1 190	391	583	568	391	466	108 624	96 597	41 684	54 789	124	0
西安石油大学	735	697	306	233	233	219	186	87 945	81 815	32 824	41 611	7 380	0
陕西科技大学	1 121	1 075	388	252	252	223	202	90 868	55 026	26 682	12 650	15 694	0
西安工程大学	890	787	415	494	486	415	395	54 743	8 050	7 768	0	282	0
陕西中医学院	1 315	1 231	346	281	281	221	225	11 991	11 991	10 309	0	1 682	0

续表

科技课题				科技成果及技术转让							成果授奖(项)	
				专著		学术论文(篇)			技术转让			
课题总数(项)	当年投入人数(人)	当年拨入经费(千元)	当年支出经费(千元)	数量(部)	字数(千字)	合计	其中:国外学术刊物发表	鉴定成果数(项)	签订合同数(项)	当年实际收入(千元)	合计	其中:国家级奖
19	9	288	140	0	0	84	0	0	0	0	0	0
44	20	1 432	1 712	0	0	105	8	0	0	0	0	0
43	11	2 291	1 150	0	0	167	0	3	0	0	2	0
30	20	665	333	0	0	59	0	0	0	0	0	0
5	5	105	35	0	0	32	0	0	0	0	0	0
1 235	883	247 780	216 425	21	8 138	1 312	198	11	21	6 800	18	3
517	475	59 018	41 426	11	1 074	656	68	16	0	0	16	0
441	237	36 707	23 826	1	178	543	31	2	0	0	3	0
557	667	31 670	12 114	1	42	3 166	156	29	0	0	19	0
114	121	4 515	787	0	0	383	0	0	0	0	1	0
239	93	4 560	3 326	0	0	239	1	8	0	0	1	0
364	238	24 807	24 164	3	676	590	102	4	0	0	3	0
138	87	661	394	0	0	328	21	0	0	0	0	0
24	12	102	57	1	125	74	0	0	0	0	0	0
68	72	746	746	0	0	169	55	0	0	0	0	0
39	47	881	387	0	0	178	28	0	0	0	0	0
29	60	405	326	0	0	138	5	2	0	0	0	0
140	66	1 637	1 269	0	0	159	14	2	0	0	0	0
12	17	552	579	0	0	31	0	0	0	0	0	0
110	131	894	671	0	0	188	31	1	0	0	0	0
35	42	327	106	0	0	81	8	0	0	0	0	0
2	2	14	10	0	0	0	0	0	0	0	0	0
5	12	31	15	0	0	0	0	0	0	0	0	0
4	4	12	10	0	0	1	0	0	0	0	0	0
11	12	109	31	0	0	7	0	0	0	0	0	0
12	14	190	106	0	0	61	4	0	0	0	0	0
3	24	474	204	0	0	20	0	11	0	0	0	0
845	410	200 170	165 531	7	1 039	1 803	313	2	7	265	11	0
310	178	47 322	35 392	0	0	1 150	8	0	0	0	2	0
815	477	124 729	90 247	8	3 344	1 638	216	4	23	2 890	5	2
379	491	78 367	57 201	1	181	555	18	12	1	50	23	0
775	293	78 504	56 166	8	2 128	617	6	0	44	13 154	6	0
1 592	355	64 488	66 020	24	5 660	1 680	150	4	59	5 760	15	0
325	390	52 045	49 732	1	200	1 328	74	17	95	6 840	6	1
333	187	7 042	2 883	19	2 219	985	2	3	0	800	4	0

学校名称	教学与科研人员(人)			研究与发展人员(人年)				科技经费(千元)					
	合计	其中:科学家与工程师		合计	其中:科学家与工程师		全时当量人员	合计	当年拨入				当年内部支出
		小计	其中:高级职称		小计	其中:高级职称			小计	政府资金	企事业单位委托(进入学校财务)	其他	
陕西理工学院	597	597	191	258	258	191	206	5 207	5 207	4 096	847	264	0
宝鸡文理学院	352	333	81	32	32	31	25	2 219	2 219	1 557	0	662	0
咸阳师范学院	306	296	83	71	71	66	57	2 220	2 220	2 113	0	107	0
渭南师范学院	258	253	74	100	96	74	80	2 211	2 211	1 860	0	351	0
西安文理学院	265	262	74	50	48	43	40	2 244	2 089	1 886	86	117	0
榆林学院	336	335	96	65	65	49	52	3 205	3 075	1 907	0	1 168	0
商洛学院	213	183	45	23	21	17	18	1 711	561	476	0	85	0
安康学院	185	183	68	96	96	68	77	2 435	2 435	2 174	0	261	0
西安财经学院	140	130	35	48	48	35	38	453	453	453	0	0	0
西安邮电学院	536	505	182	197	197	182	157	30 710	15 757	9 418	1 289	5 050	1 200
西安医学院	1 687	1 671	405	276	276	275	221	8 535	8 535	2 233	0	6 302	0
西京学院	336	204	40	137	122	40	109	5 834	5 786	606	63	5 117	400
兰州理工大学	981	981	436	358	358	264	287	72 023	72 023	29 103	37 650	5 270	179
兰州交通大学	1 222	1 220	488	530	529	443	424	138 050	90 230	35 800	49 580	4 850	0
甘肃农业大学	688	688	334	246	246	181	197	37 070	37 070	32 016	5 054	0	5 685
甘肃中医学院	313	313	126	29	29	23	23	3 022	3 022	2 563	39	420	0
西北师范大学	469	469	228	117	117	110	93	34 583	34 583	27 707	5 876	1 000	260
兰州城市学院	216	216	87	14	14	11	11	692	692	466	0	226	0
陇东学院	257	253	94	90	90	78	72	2 018	2 018	1 391	110	517	0
天水师范学院	259	259	67	31	31	28	25	940	940	599	0	341	0
河西学院	262	262	95	16	16	13	13	1 823	1 823	1 459	150	214	0
西北民族大学	407	382	103	117	117	100	94	7 281	7 281	4 222	2 721	338	0
甘肃民族师范学院	111	111	28	2	2	2	2	147	147	120	0	27	0
青海师范大学	402	383	220	128	128	123	102	4 451	4 451	3 946	20	485	0
青海民族大学	229	221	118	40	40	39	32	8 217	8 217	8 092	0	125	0
宁夏医科大学	2 709	2 498	806	735	735	488	589	21 567	21 567	19 387	0	2 180	0
宁夏师范学院	142	134	51	10	10	7	8	7 397	7 377	7 327	0	50	2 722
北方民族大学	306	299	99	146	146	99	117	20 141	20 141	19 335	54	752	0
宁夏理工学院	159	159	51	6	6	3	5	46	46	46	0	0	0
塔里木大学	615	615	146	273	273	146	218	9 410	9 410	8 809	499	102	50
新疆农业大学	684	674	299	267	267	267	214	18 100	18 100	18 100	0	0	0
新疆医科大学	4 562	4 287	1 133	559	515	405	446	19 260	19 023	18 615	0	408	0
新疆师范大学	279	275	110	90	90	90	72	5 722	5 722	4 295	0	1 427	30
喀什师范学院	270	261	69	27	27	27	22	411	411	341	0	70	0
伊犁师范学院	332	332	98	65	65	57	52	1 583	1 583	1 267	0	316	0
昌吉学院	115	115	44	47	47	43	37	725	725	542	100	83	0

注:学校数据中包含附属医院数据。(下同)

续表

科技课题				科技成果及技术转让							成果授奖(项)	
				专著		学术论文(篇)			技术转让			
课题总数(项)	当年投入人数(人)	当年拨入经费(千元)	当年支出经费(千元)	数量(部)	字数(千字)	合计	其中:国外学术刊物发表	鉴定成果数(项)	签订合同数(项)	当年实际收入(千元)	合计	其中:国家级奖
223	175	2 931	2 137	0	0	624	13	1	3	120	1	0
204	21	1 767	1 344	0	0	353	57	0	0	0	1	0
114	50	1 800	696	0	0	485	39	0	0	0	0	0
177	66	736	863	2	415	405	15	0	0	0	0	0
66	33	845	403	0	0	211	0	0	0	0	0	0
219	43	2 348	1 186	2	368	165	16	1	0	0	3	0
15	15	1 490	1 344	0	0	135	0	0	0	0	0	0
102	64	1 898	1 818	1	380	205	20	0	0	0	3	0
16	32	165	180	0	0	79	3	0	0	0	0	0
142	133	24 675	3 218	0	0	574	11	29	32	1 589	0	0
101	184	625	430	0	0	310	3	0	0	0	0	0
20	91	5 240	4 289	0	0	60	0	0	0	0	0	0
723	270	66 577	54 844	5	843	1 600	105	36	5	780	6	0
851	419	126 880	117 053	5	671	1 337	182	28	3	820	10	0
294	164	32 388	30 443	9	452	617	32	28	0	0	11	0
95	19	2 487	2 795	3	1 023	172	0	32	0	0	2	0
278	78	33 496	28 774	1	500	741	244	4	1	300	4	0
9	9	577	497	0	0	164	0	4	0	0	0	0
73	60	786	464	1	140	336	8	0	0	0	2	0
66	21	391	47	4	998	681	34	0	1	20	0	0
23	13	1 478	455	0	0	149	10	4	0	0	1	0
31	78	6 308	3 919	1	320	152	64	6	2	0	0	0
17	1	130	78	0	0	89	5	0	0	0	0	0
44	85	3 235	3 005	2	328	174	17	0	0	0	1	0
37	26	2 830	1 503	0	0	174	12	0	0	0	0	0
689	492	10 839	6 981	1	336	1 140	12	23	0	0	12	0
27	8	7 175	5 377	0	0	108	0	0	0	0	0	0
218	98	4 869	2 381	0	0	510	65	0	0	0	1	0
1	4	10	2	0	0	1	0	1	0	0	0	0
181	198	7 272	4 629	0	0	225	7	16	0	0	1	0
111	196	14 534	12 714	0	0	1 181	26	0	0	0	10	0
197	372	15 259	13 132	4	287	1 441	73	11	1	100	21	1
48	60	3 497	3 054	0	0	115	38	0	0	0	0	0
18	18	239	240	0	0	119	4	0	0	0	0	0
49	43	686	627	0	0	226	12	0	0	0	0	0
31	31	353	315	0	0	108	6	0	0	0	1	0

学校名称	教学与科研人员(人)			研究与发展人员(人年)				科技经费(千元)					
	合计	其中:科学家与工程师		合计	其中:科学家与工程师		全时当量人员	合计	当年拨入				当年内部支出
		小计	其中:高级职称		小计	其中:高级职称			小计	政府资金	企事业单位委托(进入学校财务)	其他	
北京工业职业技术学院	125	123	50	41	41	35	32	3 642	3 642	3 042	0	600	0
北京信息职业技术学院	562	528	130	14	13	12	11	398	398	198	0	200	0
北京电子科技职业学院	288	287	118	53	53	49	42	4 442	4 442	1 914	1 604	924	0
北京交通职业技术学院	45	45	7	0	0	0	0	40	40	31	0	9	0
北京农业职业学院	329	320	95	25	23	19	20	2 015	2 015	1 995	20	0	0
天津职业大学	296	287	106	267	266	106	214	3 843	3 843	2 983	730	130	0
河北工程技术高等专科学校	241	238	93	5	5	5	4	92	92	68	0	24	0
承德民族师范高等专科学校	141	140	63	16	16	16	13	114	114	76	0	38	0
沧州师范专科学校	209	207	116	0	0	0	0	0	0	0	0	0	0
河北工业职业技术学院	306	305	102	23	23	20	18	242	242	142	0	100	0
承德石油高等专科学校	357	344	105	25	25	19	20	2 530	2 530	201	2 005	324	0
邢台职业技术学院	465	465	111	15	15	13	12	630	510	120	80	310	0
河北石油职业技术学院	207	206	78	0	0	0	0	0	0	0	0	0	0
石家庄铁路职业技术学院	196	196	82	35	35	35	28	969	631	544	0	87	0
石家庄邮电职业技术学院	417	393	165	74	69	49	59	649	499	449	0	50	0
太原电力高等专科学校	324	286	99	68	68	51	54	2 227	2 227	578	1 480	169	0
吕梁高等专科学校	183	183	75	0	0	0	0	0	0	0	0	0	0
包头职业技术学院	335	297	82	24	24	20	19	4 823	4 823	205	4 320	298	0
大连职业技术学院	57	54	37	11	11	11	8	244	244	134	0	110	0
辽宁农业职业技术学院	314	308	127	83	83	74	66	2 846	2 774	2 694	0	80	150
辽阳职业技术学院	90	90	37	19	19	18	15	747	747	137	0	610	0
辽宁交通高等专科学校	298	298	124	63	63	57	50	1 677	1 672	1 129	25	518	0
辽宁职业学院	274	248	107	5	5	4	4	45	45	45	0	0	0
辽宁林业职业技术学院	123	123	71	1	1	1	1	76	76	76	0	0	0
辽宁信息职业技术学院	82	82	52	35	35	35	28	1 152	1 152	702	0	450	0
辽宁机电职业技术学院	304	288	81	20	20	18	16	178	178	132	46	0	0
辽宁装备制造职业技术学院	97	97	17	0	0	0	0	310	310	158	0	152	0

院校科技活动概况

科技课题				科技成果及技术转让							成果授奖(项)	
				专著		学术论文(篇)			技术转让			
课题总数(项)	当年投入人数(人)	当年拨入经费(千元)	当年支出经费(千元)	数量(部)	字数(千字)	合计	其中:国外及全国性刊物发表	鉴定成果数(项)	签订合同数(项)	当年实际收入(千元)	合计	其中:国家级奖
75	36	3 297	3 106	0	0	53	1	0	0	0	0	0
23	16	200	103	0	0	0	0	0	1	40	0	0
84	38	4 150	1 624	1	150	138	2	0	0	0	0	0
7	5	9	9	0	0	10	0	0	0	0	0	0
12	26	1 648	1 681	0	0	66	0	0	0	0	1	0
82	178	830	777	0	0	108	0	5	0	0	0	0
15	4	40	50	0	0	106	0	0	0	0	1	0
13	11	38	38	0	0	91	0	0	0	0	0	0
0	0	0	0	0	0	137	0	0	0	0	0	0
5	15	7	0	0	0	50	0	0	0	0	2	0
26	18	2 295	2 137	0	0	135	0	8	0	0	0	0
12	10	240	225	0	0	412	0	6	0	0	0	0
0	0	0	0	0	0	117	0	0	0	0	0	0
10	26	382	254	0	0	8	1	4	0	0	0	0
11	50	184	164	0	0	15	0	1	0	0	0	0
38	45	1 796	1 144	0	0	100	9	0	0	0	0	0
0	0	0	0	0	0	0	0	0	0	0	0	0
9	19	4 618	4 618	0	0	0	0	0	0	0	0	0
1	7	160	160	0	0	0	0	0	0	0	0	0
19	55	2 337	1 237	0	0	143	0	0	0	0	0	0
5	13	610	610	0	0	51	0	0	0	0	0	0
34	42	700	675	0	0	35	0	0	0	0	2	0
2	3	20	5	0	0	13	0	0	0	0	0	0
3	1	70	0	0	0	39	0	5	0	0	2	0
5	28	900	810	1	292	68	0	4	0	0	1	0
4	13	46	46	0	0	32	0	0	0	0	0	0
11	12	125	125	0	0	0	0	0	0	0	0	0

学校名称	教学与科研人员(人)			研究与发展人员(人年)				科技经费(千元)					
	合计	其中:科学家与工程师		合计	其中:科学家与工程师		全时当量人员	合计	当年拨入				当年内部支出
		小计	其中:高级职称		小计	其中:高级职称			小计	政府资金	企事业单位委托(进入学校财务)	其他	
辽宁建筑职业技术学院	49	49	22	0	0	0	0	148	148	116	0	32	0
辽源职业技术学院	185	165	73	14	14	9	11	241	241	241	0	0	0
四平职业大学	145	138	60	2	2	2	2	66	66	66	0	0	0
长春汽车工业高等专科学校	225	225	101	14	14	14	11	125	125	125	0	0	0
长春医学高等专科学校	349	345	128	192	189	128	153	1 170	1 170	1 170	0	0	0
吉林交通职业技术学院	314	293	81	83	83	80	66	809	809	809	0	0	0
吉林电子信息职业技术学院	225	213	60	15	15	14	12	134	134	134	0	0	0
吉林工业职业技术学院	143	138	47	35	35	28	28	239	239	239	0	0	0
吉林农业工程职业技术学院	163	163	69	15	15	11	12	84	84	84	0	0	0
白城医学高等专科学校	526	507	113	0	0	0	0	0	0	0	0	0	0
齐齐哈尔高等师范专科学校	80	80	30	13	13	11	10	105	105	75	0	30	0
伊春职业学院	71	64	28	3	3	3	2	124	124	24	0	100	0
鸡西大学	176	172	83	44	41	30	35	783	783	723	0	60	0
大庆职业学院	227	227	108	105	105	95	84	2 500	2 500	1 811	402	287	0
黑龙江林业职业技术学院	158	150	89	5	5	3	4	49	49	49	0	0	0
黑龙江农业职业技术学院	163	163	51	28	28	24	22	503	503	157	0	346	0
齐齐哈尔职业学院	186	165	44	8	8	5	7	408	408	144	0	264	0
哈尔滨电力职业技术学院	150	149	103	11	11	7	8	384	384	384	0	0	0
大兴安岭职业学院	152	145	52	14	14	14	11	112	112	112	0	0	0
黑龙江畜牧兽医职业学院	121	121	49	7	7	7	6	53	53	53	0	0	0
黑龙江生物科技职业学院	28	28	23	0	0	0	0	0	0	0	0	0	0
黑龙江生态工程职业学院	191	142	58	87	87	58	70	1 325	1 325	1 321	4	0	0
七台河职业学院	63	63	28	8	8	8	6	70	70	32	38	0	0
徐州建筑职业技术学院	389	382	135	18	18	15	15	1 836	1 726	874	0	852	0
南京工业职业技术学院	329	314	114	53	53	44	42	3 516	3 516	958	1 902	656	0
南通纺织职业技术学院	240	240	85	32	32	32	25	3 499	3 377	1 670	400	1 307	0
苏州市职业大学	305	303	93	101	101	88	80	5 466	5 466	3 715	549	1 202	0

续表

科技课题				科技成果及技术转让							成果授奖(项)	
				专著		学术论文(篇)		鉴定成果数(项)	技术转让		合计	其中:国家级奖
课题总数(项)	当年投入人数(人)	当年拨入经费(千元)	当年支出经费(千元)	数量(部)	字数(千字)	合计	其中:国外及全国性刊物发表		签订合同数(项)	当年实际收入(千元)		
9	6	63	3	0	0	0	0	0	0	0	5	0
3	9	160	60	0	0	37	0	1	0	0	0	0
2	2	52	43	0	0	8	0	0	0	0	0	0
2	10	40	27	0	0	35	0	3	0	0	0	0
37	128	96	96	0	0	131	1	45	0	0	4	0
19	55	314	164	0	0	86	0	5	0	0	0	0
5	10	32	26	0	0	39	0	0	0	0	0	0
13	23	32	26	0	0	25	0	3	0	0	0	0
2	10	0	27	0	0	85	0	1	0	0	0	0
0	0	0	0	0	0	81	0	0	0	0	0	0
13	8	30	27	0	0	34	0	0	0	0	0	0
2	2	100	55	0	0	0	0	0	0	0	0	0
6	29	410	70	0	0	8	0	0	0	0	4	0
8	70	1 199	1 199	0	0	33	0	0	0	0	0	0
3	3	6	5	0	0	5	0	0	0	0	0	0
9	19	180	170	0	0	3	0	0	0	0	0	0
8	6	179	178	0	0	32	0	0	0	0	0	0
2	7	300	300	0	0	0	0	0	0	0	0	0
2	9	4	4	0	0	53	0	0	0	0	0	0
8	5	14	27	0	0	51	1	5	0	0	0	0
0	0	0	0	0	0	0	0	0	0	0	0	0
19	58	135	69	0	0	19	0	0	0	0	0	0
1	5	38	38	0	0	50	0	0	0	0	0	0
79	18	668	459	0	0	210	2	8	3	110	0	0
80	35	2 673	2 221	0	0	192	14	2	1	20	0	0
14	32	1 324	483	0	0	395	5	0	3	35	1	0
65	80	1 966	860	0	0	352	28	0	0	0	0	0

学校名称	教学与科研人员(人)			研究与发展人员(人年)				科技经费(千元)					
	合计	其中:科学家与工程师		合计	其中:科学家与工程师		全时当量人员	合计	当年拨入				当年内部支出
		小计	其中:高级职称		小计	其中:高级职称			小计	政府资金	企事业单位委托(进入学校财务)	其他	
江苏经贸职业技术学院	103	103	25	26	26	25	20	7 748	7 735	5 813	0	1 922	0
苏州经贸职业技术学院	161	155	40	12	12	10	10	926	926	765	20	141	0
南通航运职业技术学院	373	347	106	26	26	20	21	6 064	6 064	4 274	100	1 690	0
淮安信息职业技术学院	311	307	72	43	43	34	34	7 500	7 132	4 205	300	2 627	200
江苏畜牧兽医职业技术学院	292	291	70	44	43	31	35	18 639	18 639	8 561	78	10 000	0
苏州农业职业技术学院	239	227	64	47	47	34	37	12 280	11 848	11 354	80	414	20
苏州工业园区职业技术学院	178	150	38	32	31	25	26	1 460	1 460	890	50	520	0
南京化工职业技术学院	381	369	95	27	27	23	22	1 695	1 695	874	378	443	0
常州工程职业技术学院	324	309	90	13	13	11	11	25 273	25 273	1 186	23 807	280	0
江苏农林职业技术学院	255	243	62	73	73	62	59	8 732	8 732	6 224	208	2 300	0
南京信息职业技术学院	433	418	108	20	20	17	16	5 931	5 826	4 999	627	200	0
常州机电职业技术学院	402	388	122	71	69	47	56	7 488	7 488	2 412	4 920	156	0
无锡工艺职业技术学院	138	125	27	11	11	8	9	1 236	1 236	501	465	270	0
盐城纺织职业技术学院	170	164	62	140	138	62	112	5 128	4 696	4 496	0	200	0
公安海警高等专科学校	301	289	78	5	5	4	4	750	750	586	0	164	0
浙江水利水电专科学校	254	250	70	60	60	46	48	14 243	14 243	2 822	11 366	55	0
浙江工业大学浙西分校	232	228	88	83	82	77	66	3 323	3 323	1 637	297	1 389	0
安徽职业技术学院	263	262	65	20	20	17	16	3 314	3 314	1 684	0	1 630	0
芜湖职业技术学院	381	341	79	24	24	19	19	813	813	775	0	38	0
淮南联合大学	178	178	43	21	21	16	17	2 471	2 471	2 126	0	345	0
安徽水利水电职业技术学院	319	309	83	17	17	15	13	293	293	193	0	100	0
阜阳职业技术学院	154	139	31	0	0	0	0	55	55	55	0	0	0
铜陵职业技术学院	116	114	16	0	0	0	0	3 600	3 600	0	0	3 600	0
民办万博科技职业学院	34	34	6	0	0	0	0	0	0	0	0	0	0
淮南职业技术学院	126	126	38	62	62	38	50	1 008	1 008	496	450	62	0
合肥通用职业技术学院	63	63	26	2	2	2	1	18	18	18	0	0	0
民办安徽文达信息技术职业学院	96	96	14	2	2	2	1	20	20	16	0	4	0

续表

科技课题				科技成果及技术转让							成果授奖(项)	
课题总数(项)	当年投入人数(人)	当年拨入经费(千元)	当年支出经费(千元)	专著		学术论文(篇)		鉴定成果数(项)	技术转让		合计	其中:国家级奖
				数量(部)	字数(千字)	合计	其中:国外及全国性刊物发表		签订合同数(项)	当年实际收入(千元)		
17	17	45	29	0	0	58	1	0	0	0	0	0
19	8	128	167	0	0	109	1	0	0	0	1	0
12	20	5 140	5 088	0	0	114	1	0	0	0	2	0
71	39	4 341	2 405	0	0	156	1	0	2	280	0	0
62	35	8 424	7 615	0	0	324	0	6	0	0	3	0
67	36	2 182	1 407	0	0	113	1	0	2	6	4	0
48	28	152	405	0	0	36	0	0	0	0	0	0
40	19	1 223	899	0	0	126	12	0	1	100	1	0
118	42	24 541	19 635	0	0	102	0	0	0	0	0	0
106	56	6 878	5 490	0	0	198	0	0	1	100	1	0
31	22	988	366	0	0	383	0	1	1	30	1	0
68	47	5 596	5 216	0	0	250	0	0	0	0	0	0
24	17	645	638	0	0	60	0	4	4	50	0	0
23	93	897	697	0	0	139	2	0	0	0	0	0
2	3	550	169	0	0	185	0	0	0	0	0	0
157	73	12 801	10 828	0	0	129	34	0	0	0	0	0
58	55	1 578	1 086	0	0	143	13	1	0	0	0	0
42	13	650	341	0	0	60	0	0	0	0	0	0
16	16	202	120	0	0	56	1	0	0	0	0	0
23	14	206	176	1	114	115	0	0	0	0	0	0
15	11	131	78	0	0	70	0	0	0	0	0	0
0	0	0	0	0	0	20	0	0	0	0	0	0
0	0	0	0	0	0	27	0	0	0	0	0	0
0	0	0	0	0	0	0	0	0	0	0	0	0
16	41	501	235	2	158	26	0	0	0	0	0	0
1	1	0	27	0	0	0	0	0	0	0	0	0
3	1	20	17	0	0	10	2	1	0	0	0	0

学校名称	教学与科研人员(人)			研究与发展人员(人年)				科技经费(千元)					
	合计	其中:科学家与工程师		合计	其中:科学家与工程师		全时当量人员	合计	当年拨入				当年内部支出
		小计	其中:高级职称		小计	其中:高级职称			小计	政府资金	企事业单位委托(进入学校财务)	其他	
安徽工贸职业技术学院	92	84	8	2	2	2	1	1 124	1 124	24	0	1 100	0
宿州职业技术学院	105	105	29	30	30	29	24	4 650	4 650	4 410	0	240	0
安徽电子信息职业技术学院	165	154	26	5	5	4	4	325	325	280	0	45	0
安徽交通职业技术学院	225	219	46	47	43	35	37	1 848	1 848	1 848	0	0	0
安徽中医药高等专科学校	303	281	61	43	42	32	34	862	862	778	0	84	200
安徽医学高等专科学校	243	241	54	49	49	38	39	585	585	585	0	0	0
亳州师范高等专科学校	48	48	6	2	2	2	1	220	220	215	0	5	0
巢湖职业技术学院	227	224	57	22	21	18	17	416	416	331	0	85	0
滁州职业技术学院	192	184	26	11	9	9	8	125	125	77	0	48	0
宣城职业技术学院	33	21	8	0	0	0	0	90	90	90	0	0	0
安徽广播影视职业技术学院	93	44	9	8	7	6	6	1 827	1 827	1 822	0	5	12
民办安徽明星科技职业学院	75	74	0	0	0	0	0	127	127	127	0	0	0
民办安徽外国语职业技术学院	122	28	8	0	0	0	0	0	0	0	0	0	0
安徽电气工程职业技术学院	218	190	76	62	62	57	49	1 180	880	680	0	200	0
安徽冶金科技职业学院	145	145	42	14	14	14	11	1 000	150	108	0	42	0
安徽机电职业技术学院	216	195	32	59	59	32	47	3 203	3 203	1 648	0	1 555	0
安徽工商职业学院	41	40	5	0	0	0	0	110	110	65	0	45	0
安徽中澳科技职业学院	45	43	11	0	0	0	0	100	100	100	0	0	0
安徽国防科技职业学院	162	162	35	17	17	14	14	212	212	144	0	68	0
安庆职业技术学院	92	88	19	5	5	3	4	1 380	1 380	1 230	30	120	60
安徽新闻出版职业技术学院	52	52	3	6	6	3	5	84	84	60	0	24	0
安徽邮电职业技术学院	49	38	9	8	8	5	6	502	502	289	0	213	0
安徽工业职业技术学院	68	68	16	5	5	3	4	141	141	78	0	63	0
芜湖信息技术职业学院	92	92	20	48	48	20	38	2 160	2 160	2 160	0	0	0
安庆医药高等专科学校	111	111	24	17	17	12	13	706	706	406	0	300	0
安徽现代信息工程职业学院	8	8	1	0	0	0	0	0	0	0	0	0	0
宁德师范专科学校	177	166	39	38	36	36	30	585	545	255	0	290	0

续表

科技课题				科技成果及技术转让							成果授奖(项)	
				专著		学术论文(篇)			技术转让			
课题总数(项)	当年投入人数(人)	当年拨入经费(千元)	当年支出经费(千元)	数量(部)	字数(千字)	合计	其中:国外及全国性刊物发表	鉴定成果数(项)	签订合同数(项)	当年实际收入(千元)	合计	其中:国家级奖
1	1	10	3	0	0	0	0	0	0	0	0	0
5	20	240	11	0	0	29	0	0	0	0	6	0
5	3	21	15	0	0	32	0	0	0	0	0	0
30	31	1 758	1 982	0	0	45	0	0	0	0	0	0
54	29	522	221	0	0	36	0	0	0	0	0	0
40	33	192	192	1	120	91	0	0	0	0	0	0
1	1	12	9	0	0	11	2	0	0	0	0	0
16	14	41	41	0	0	35	0	0	0	0	1	0
7	7	15	15	0	0	22	1	0	0	0	0	0
0	0	0	0	0	0	0	0	0	0	0	0	0
6	5	6	2	0	0	26	0	0	0	0	0	0
0	0	0	0	0	0	0	0	0	0	0	0	0
0	0	0	0	0	0	0	0	0	0	0	0	0
18	41	144	75	0	0	19	0	6	0	0	0	0
3	9	850	815	0	0	5	0	1	0	0	0	0
15	45	163	65	0	0	42	0	0	0	0	0	0
0	0	0	0	0	0	10	0	0	0	0	0	0
0	0	0	0	0	0	0	0	0	0	0	0	0
23	11	114	114	0	0	67	0	0	0	0	0	0
1	3	3	1	0	0	0	0	0	0	0	0	0
5	4	12	12	0	0	55	0	0	0	0	0	0
4	5	19	19	0	0	10	0	0	0	0	0	0
1	4	51	51	0	0	13	0	0	0	0	0	0
5	32	1 680	1 650	0	0	34	0	0	0	0	0	0
8	13	36	20	0	0	5	0	0	0	0	0	0
0	0	0	0	0	0	0	0	0	0	0	0	0
74	25	405	83	3	758	81	0	0	0	0	0	0

学校名称	教学与科研人员(人)			研究与发展人员(人年)				科技经费(千元)					
	合计	其中:科学家与工程师		合计	其中:科学家与工程师		全时当量人员	合计	当年拨入				当年内部支出
		小计	其中:高级职称		小计	其中:高级职称			小计	政府资金	企事业单位委托(进入学校财务)	其他	
福建交通职业技术学院	188	182	50	70	70	50	56	19 534	19 534	19 077	10	447	0
福建信息职业技术学院	285	279	67	18	18	16	15	874	874	751	80	43	0
景德镇高等专科学校	153	152	69	9	9	8	7	560	560	223	0	337	0
萍乡高等专科学校	170	160	58	31	31	20	24	1 089	1 089	336	3	750	0
新余高等专科学校	240	234	79	59	59	41	47	2 300	2 300	1 580	0	720	100
江西中医药高等专科学校	157	149	49	48	43	27	38	531	531	392	0	139	0
山东医学高等专科学校	356	349	154	140	140	126	112	1 284	1 284	837	0	447	0
菏泽医学专科学校	212	207	62	20	20	17	16	150	150	145	0	5	0
日照职业技术学院	33	33	14	11	11	11	8	721	721	284	0	437	0
聊城职业技术学院	181	179	55	20	20	12	16	1 048	1 038	718	20	300	0
滨州职业学院	291	291	109	26	26	20	20	6 400	6 400	6 050	10	340	0
山东中医药高等专科学校	165	165	68	77	77	67	61	1 240	1 240	700	0	540	0
郑州牧业工程专科	339	330	109	20	20	17	16	2 293	2 293	2 293	0	0	0
河南职业技术学院	277	276	44	3	3	2	2	23	23	23	0	0	0
漯河职业技术学院	181	180	58	0	0	0	0	0	0	0	0	0	0
三门峡职业技术学院	158	158	22	3	3	2	2	101	101	21	0	80	0
郑州铁路职业技术学院	362	348	107	27	27	23	22	297	297	181	0	116	0
中州大学	185	179	52	5	5	4	4	267	267	147	0	120	0
开封大学	167	167	59	0	0	0	0	45	45	45	0	0	0
信阳农业专科学校	301	298	75	7	7	6	5	1 715	1 480	1 450	0	30	0
河南机电专科学校	250	247	73	4	4	3	3	40	40	34	0	6	0
焦作大学	207	207	80	14	14	12	11	348	348	258	0	90	0
河南商业高等专科学校	71	68	12	1	1	1	1	7	7	7	0	0	0
濮阳职业技术学院	237	233	73	5	5	4	4	544	544	109	150	285	
河南公安高等专科学校	25	25	8	2	2	1	1	27	27	27	0	0	0
郑州电力高等专科学校	240	213	83	6	6	6	5	209	209	49	0	160	0
黄河水利职业技术学院	395	395	105	10	10	7	8	1 306	1 306	189	1 117	0	0

续表

科技课题				科技成果及技术转让							成果授奖(项)	
				专著		学术论文(篇)			技术转让			
课题总数(项)	当年投入人数(人)	当年拨入经费(千元)	当年支出经费(千元)	数量(部)	字数(千字)	合计	其中:国外及全国性刊物发表	鉴定成果数(项)	签订合同数(项)	当年实际收入(千元)	合计	其中:国家级奖
42	46	527	328	0	0	310	0	0	0	0	0	0
34	12	779	454	0	0	56	0	0	0	0	0	0
12	6	178	178	0	0	89	6	0	0	0	0	0
39	30	148	148	0	0	85	9	0	0	0	1	0
79	39	812	811	0	0	216	8	2	0	0	0	0
58	33	294	158	0	0	41	0	2	0	0	0	0
15	93	447	191	0	0	157	17	14	0	0	0	0
27	13	125	61	0	0	82	0	7	0	0	3	0
2	7	150	0	0	0	149	2	0	0	0	0	0
4	30	340	101	0	0	120	0	0	0	0	0	0
7	40	400	317	0	0	102	0	6	1	30	0	0
20	51	135	246	1	278	80	0	0	0	0	0	0
24	15	2 160	1 321	0	0	268	5	9	0	0	4	0
2	2	0	0	0	0	101	0	0	0	0	0	0
0	0	0	0	0	0	179	1	0	0	0	0	0
3	2	80	25	0	0	77	0	0	0	0	0	0
56	18	189	68	0	0	177	0	0	0	0	0	0
4	3	240	199	0	0	84	0	0	0	0	0	0
0	0	0	0	0	0	98	0	0	0	0	1	0
35	26	1 400	1 260	1	45	168	0	8	0	0	0	0
2	3	16	15	0	0	183	2	10	0	0	1	0
5	9	210	180	0	0	192	2	8	0	0	0	0
2	1	0	0	0	0	23	0	0	0	0	0	0
12	6	470	461	0	0	282	0	0	0	0	0	0
1	1	15	15	0	0	13	0	0	0	0	0	0
9	4	160	129	0	0	88	1	0	0	0	0	0
31	13	1 147	1 232	0	0	362	0	8	0	0	0	0

学校名称	教学与科研人员(人)			研究与发展人员(人年)				科技经费(千元)					
	合计	其中:科学家与工程师		合计	其中:科学家与工程师		全时当量人员	合计	当年拨入				当年内部支出
		小计	其中:高级职称		小计	其中:高级职称			小计	政府资金	企事业单位委托(进入学校财务)	其他	
许昌职业技术学院	133	119	37	6	6	5	5	318	318	58	0	260	0
河南商丘职业技术学院	256	256	84	30	30	27	24	446	446	246	0	200	30
平顶山工业职业技术学院	350	347	80	10	10	6	8	856	856	456	400	0	0
周口职业技术学院	118	118	26	4	4	3	3	170	170	29	0	141	0
济源职业技术学院	222	221	40	28	27	24	22	770	700	542	150	8	0
鹤壁职业技术学院	224	224	57	7	7	6	6	191	191	64	0	127	0
河南工业职业技术学院	237	237	59	11	11	9	9	99	99	51	0	48	0
郑州澍青医学高等专科学校	168	168	8	0	0	0	0	0	0	0	0	0	0
郑州师范高等专科学校	117	116	74	10	10	9	8	606	606	606	0	0	0
焦作师范高等专科学校	180	179	68	6	6	4	5	62	62	36	0	26	0
河南质量工程职业学院	271	271	87	12	12	10	9	249	249	69	0	180	0
漯河医学高等专科学校	459	401	91	4	4	4	3	120	120	30	0	90	0
南阳医学高等专科学校	392	392	94	14	14	11	11	246	246	151	0	95	0
商丘医学高等专科学校	315	310	63	12	12	9	10	322	322	72	0	250	0
郑州工业安全职业学院	90	90	19	0	0	0	0	0	0	0	0	0	0
永城职业学院	126	126	10	8	8	4	6	133	133	105	0	28	0
河南经贸职业学院	62	62	15	5	5	4	4	43	43	28	0	15	0
河南交通职业技术学院	192	190	45	10	10	9	8	971	971	71	0	900	0
河南农业职业学院	323	300	65	35	33	25	28	2 554	2 554	2 254	0	300	0
郑州职业技术学院	179	179	19	0	0	0	0	0	0	0	0	0	0
河南工业贸易职业学院	96	96	18	1	1	1	1	46	46	6	0	40	0
郧阳师范专科学校	169	163	36	41	41	29	32	331	331	261	0	70	0
武汉职业技术学院	798	664	187	109	109	96	87	1 294	1 294	837	191	266	0
黄冈职业技术学院	212	211	53	22	22	18	18	189	189	162	0	27	0
沙市职业大学	164	164	60	1	1	0	1	339	339	241	0	98	0
十堰职业技术学院	296	293	97	31	31	29	25	169	169	135	0	34	0
鄂州职业大学	244	226	69	42	42	32	33	251	251	200	0	51	0

续表

科技课题				科技成果及技术转让							成果授奖(项)	
课题总数(项)	当年投入人数(人)	当年拨入经费(千元)	当年支出经费(千元)	专著		学术论文(篇)		鉴定成果数(项)	技术转让		合计	其中:国家级奖
				数量(部)	字数(千字)	合计	其中:国外及全国性刊物发表		签订合同数(项)	当年实际收入(千元)		
7	4	280	260	0	0	86	0	0	0	0	0	0
22	20	230	418	0	0	315	0	0	0	0	5	0
6	9	780	820	0	0	150	0	3	0	0	2	0
4	3	141	136	0	0	123	0	0	0	0	0	0
14	24	478	371	0	0	110	0	0	0	0	0	0
18	5	127	115	0	0	191	0	0	0	0	0	0
13	7	48	48	0	0	259	0	8	3	23	0	0
0	0	0	0	0	0	27	0	0	0	0	0	0
15	7	545	275	1	400	69	0	0	0	0	0	0
6	4	26	26	0	0	102	3	0	0	0	0	0
15	8	180	194	0	0	115	0	3	0	0	0	0
4	3	90	16	0	0	272	0	0	0	0	1	0
21	10	155	91	0	0	331	1	2	0	0	0	0
16	8	250	210	0	0	167	0	0	0	0	0	0
0	0	0	0	0	0	16	0	0	0	0	0	0
8	5	28	20	0	0	61	0	0	0	0	0	0
4	3	15	15	0	0	70	2	0	0	0	0	0
3	7	900	266	0	0	61	1	0	0	0	0	0
29	25	2 160	1 094	0	0	111	0	0	0	0	2	0
0	0	0	0	1	85	45	0	3	0	0	1	0
1	1	40	40	0	0	21	0	0	0	0	0	0
17	27	89	52	0	0	174	9	0	0	0	1	0
48	73	446	262	0	0	454	24	0	0	0	0	0
8	15	87	48	0	0	360	0	0	0	0	2	0
1	1	98	81	0	0	34	0	0	0	0	0	0
24	21	34	34	0	0	205	0	0	0	0	0	0
21	28	41	24	0	0	52	0	0	0	0	0	0

学校名称	教学与科研人员(人)			研究与发展人员(人年)				科技经费(千元)					
	合计	其中:科学家与工程师		合计	其中:科学家与工程师		全时当量人员	合计	当年拨入				当年内部支出
		小计	其中:高级职称		小计	其中:高级职称			小计	政府资金	企事业单位委托(进入学校财务)	其他	
湖北职业技术学院	365	357	129	36	36	32	29	752	752	319	0	433	0
武汉船舶职业技术学院	380	375	122	6	6	5	5	391	391	381	0	10	0
恩施职业技术学院	214	214	56	15	15	15	12	205	205	120	50	35	0
襄樊职业技术学院	350	348	113	4	4	3	3	78	78	78	0	0	0
武汉工程职业技术学院	512	488	156	81	81	81	65	1 538	1 538	1 455	0	83	0
仙桃职业学院	435	381	74	2	2	1	1	92	92	50	32	10	0
湖北交通职业技术学院	286	285	92	17	17	17	14	1 320	330	323	0	7	0
湖北中医药高等专科学校	312	270	92	7	7	7	5	96	96	85	0	11	0
武汉航海职业技术学院	273	273	26	8	8	6	6	130	130	30	0	100	0
武汉铁路职业技术学院	188	188	45	68	68	45	54	5 268	5 268	2 983	0	2 285	0
湖北三峡职业技术学院	218	216	98	5	5	5	4	288	288	183	105	0	0
武汉电力职业技术学院	303	298	120	44	44	43	35	6 142	5 872	5 114	600	158	0
湖北水利水电职业技术学院	276	258	66	4	4	3	3	330	330	183	0	147	0
武汉交通职业学院	202	201	78	79	79	61	63	991	991	743	100	148	0
湖北生态工程职业技术学院	78	78	25	2	2	2	1	208	208	208	0	0	0
长沙民政职业技术学院	163	163	38	54	54	38	44	822	792	773	0	19	0
湖南信息职业技术学院	215	188	69	33	32	23	27	2 162	2 162	462	0	1 700	0
长沙航空职业技术学院	282	271	88	15	15	15	12	1 000	646	600	6	40	0
怀化医学高等专科学校	342	342	140	11	11	10	8	868	868	238	0	630	0
湖南铁道职业技术学院	62	62	31	21	21	21	17	800	800	450	0	350	0
湖南科技职业学院	20	20	18	17	17	17	13	1 050	1 050	100	0	950	0
湖南生物机电职业技术学院	181	181	88	31	31	27	25	1 784	1 784	1 084	40	660	0
湖南交通职业技术学院	246	246	84	3	3	3	2	516	486	150	336	0	55
湖南商务职业技术学院	83	83	25	5	5	5	4	195	195	107	0	88	0
湖南工程职业技术学院	194	194	54	14	14	14	11	1 293	1 243	770	220	253	0
长沙商贸旅游职业技术学院	47	41	7	1	1	1	1	5	5	4	0	1	0
湖南环境生物职业技术学院	426	426	157	13	13	10	10	586	586	424	0	162	0

续表

科技课题				科技成果及技术转让							成果授奖(项)	
				专著		学术论文(篇)			技术转让			
课题总数(项)	当年投入人数(人)	当年拨入经费(千元)	当年支出经费(千元)	数量(部)	字数(千字)	合计	其中:国外及全国性刊物发表	鉴定成果数(项)	签订合同数(项)	当年实际收入(千元)	合计	其中:国家级奖
9	24	565	398	0	0	228	0	0	0	0	0	0
9	4	9	0	0	0	272	0	0	0	0	0	0
8	10	80	58	0	0	87	0	0	0	0	0	0
2	3	60	60	0	0	233	0	0	1	20	0	0
9	54	1 052	975	0	0	42	0	0	0	0	0	0
3	1	40	17	0	0	101	0	0	0	0	6	0
6	22	997	614	0	0	72	4	0	0	0	3	0
6	4	48	52	0	0	67	0	0	0	0	0	0
1	5	100	100	0	0	35	0	0	0	0	0	0
45	45	216	216	0	0	131	1	0	0	0	6	0
14	3	242	108	0	0	24	0	0	0	0	0	0
32	50	1 028	854	0	0	25	3	0	0	0	0	0
7	3	192	157	0	0	110	1	0	0	0	9	0
65	52	285	263	0	0	207	4	2	0	0	1	0
3	7	160	160	0	0	22	0	1	0	0	0	0
25	36	123	51	0	0	131	6	0	0	0	0	0
25	23	880	521	0	0	197	0	0	0	0	1	0
47	10	979	941	1	282	97	0	2	3	500	2	0
12	7	246	99	0	0	214	4	0	0	0	0	0
21	15	77	6	0	0	108	3	0	0	0	0	0
9	18	93	48	0	0	106	0	0	0	0	0	0
36	21	283	149	0	0	114	0	0	2	60 000	0	0
4	4	356	181	1	656	99	0	0	0	0	0	0
6	3	12	8	0	0	69	0	0	0	0	0	0
5	9	43	22	0	0	80	0	0	2	220	0	0
1	1	1	1	0	0	22	0	0	0	0	0	0
41	12	429	622	0	0	98	0	0	0	0	0	0

学校名称	教学与科研人员(人)			研究与发展人员(人年)				科技经费(千元)					
	合计	其中:科学家与工程师		合计	其中:科学家与工程师		全时当量人员	合计	当年拨入				当年内部支出
		小计	其中:高级职称		小计	其中:高级职称			小计	政府资金	企事业单位委托(进入学校财务)	其他	
长沙通信职业技术学院	110	110	36	17	17	15	13	127	127	112	0	15	0
湘潭职业技术学院	179	178	65	14	14	13	12	202	202	202	0	0	0
郴州职业技术学院	101	101	56	1	1	1	1	279	279	57	0	222	0
娄底职业技术学院	138	138	74	2	2	2	2	1 288	1 288	188	0	1 100	0
张家界航空工业职业技术学院	130	119	29	5	5	5	4	235	235	94	0	141	0
长沙环境保护职业技术学院	348	326	92	24	24	19	19	15 796	5 102	2 984	420	1 698	0
湖南机电职业技术学院	251	198	59	44	42	32	35	1 211	1 211	550	0	661	0
长沙职业技术学院	92	76	10	0	0	0	0	414	414	84	0	330	0
岳阳职业技术学院	274	274	120	6	6	5	5	553	553	230	0	323	0
常德职业技术学院	271	267	103	6	6	6	4	828	828	355	0	473	0
湖南化工职业技术学院	189	188	86	3	3	3	2	2 186	2 186	62	0	2 124	0
湖南城建职业技术学院	145	145	72	4	4	4	3	837	837	481	0	356	0
湖南石油化工职业技术学院	170	145	18	1	1	1	1	45	45	45	0	0	0
湖南中医药高等专科学校	247	230	73	8	8	7	6	1 222	1 222	482	0	740	100
邵阳医学高等专科学校	264	260	98	22	22	22	17	789	789	393	0	396	0
衡阳财经工业职业技术学院	169	157	44	2	2	2	1	527	527	48	0	479	0
湖南同德职业学院	152	152	36	4	4	3	3	1 419	1 419	475	0	944	0
湖南信息科学职业学院	126	126	55	3	3	3	2	41	41	41	0	0	0
湖南理工职业技术学院	81	80	17	5	5	5	4	94	94	33	0	61	0
湖南科技经贸职业学院	63	57	10	1	1	1	1	556	556	556	0	0	0
株洲职业技术学院	156	155	51	6	6	6	5	520	520	58	0	462	0
长沙电力职业技术学院	162	157	64	8	8	7	6	1 522	1 522	362	840	320	0
湖南水利水电职业技术学院	216	202	50	3	3	3	2	1 138	1 138	987	0	151	0
湖南现代物流职业技术学院	141	140	34	9	9	7	7	370	370	331	19	20	0
湖南交通工程职业技术学院	251	251	60	17	17	16	14	881	881	218	0	663	0
湖南铁路科技职业技术学院	99	99	35	3	3	3	2	260	260	59	0	201	0
益阳医学高等专科学校	250	237	90	13	11	10	10	3 513	3 513	416	0	3 097	0

续表

科技课题				科技成果及技术转让							成果授奖(项)	
课题总数(项)	当年投入人数(人)	当年拨入经费(千元)	当年支出经费(千元)	专著		学术论文(篇)		鉴定成果数(项)	技术转让		合计	其中:国家级奖
				数量(部)	字数(千字)	合计	其中:国外及全国性刊物发表		签订合同数(项)	当年实际收入(千元)		
62	11	127	127	0	0	38	0	0	0	0	0	0
21	10	59	59	0	0	76	0	0	0	0	0	0
7	1	50	30	0	0	166	0	0	5	1 012	0	0
16	2	297	197	1	463	67	0	0	0	0	0	0
31	8	176	50	0	0	58	0	0	0	0	0	0
158	103	13 592	10 826	0	0	149	1	6	0	0	0	0
36	31	182	114	0	0	84	2	1	0	0	0	0
3	0	83	66	0	0	0	0	0	0	0	0	0
8	4	250	193	5	2 000	208	1	0	0	0	0	0
25	4	345	91	1	100	141	0	0	0	0	0	0
10	2	62	38	0	0	260	1	0	0	0	0	0
28	3	113	26	2	173	232	8	0	0	0	0	0
6	1	38	21	0	0	16	0	0	0	0	0	0
36	5	0	484	3	615	80	1	0	0	0	0	0
29	15	556	182	0	0	138	3	0	0	0	0	0
10	1	104	24	0	0	59	0	0	0	0	0	0
3	3	510	492	0	0	13	0	0	0	0	0	0
4	2	20	8	0	0	9	0	0	0	0	0	0
9	4	51	28	0	0	30	0	0	0	0	0	0
11	1	75	41	0	0	0	0	0	0	0	0	0
11	4	84	114	0	0	99	0	0	0	0	0	0
17	9	910	867	0	0	27	0	4	0	0	0	0
15	2	977	452	0	0	65	65	0	0	0	0	0
14	6	370	128	1	200	55	1	0	2	30	0	0
15	12	168	67	0	0	173	0	0	0	0	0	0
7	2	91	91	2	760	163	4	0	0	0	0	0
9	8	103	43	0	0	32	0	0	0	0	0	0

学校名称	教学与科研人员(人)			研究与发展人员(人年)				科技经费(千元)					
	合计	其中:科学家与工程师		合计	其中:科学家与工程师		全时当量人员	合计	当年拨入				当年内部支出
		小计	其中:高级职称		小计	其中:高级职称			小计	政府资金	企事业单位委托(进入学校财务)	其他	
顺德职业技术学院	267	221	62	36	35	29	28	5 471	5 471	1 229	2 087	2 155	0
广东轻工职业技术学院	384	368	107	11	9	8	9	6 422	5 502	2 397	2 635	470	0
广东交通职业技术学院	489	432	117	9	9	7	7	3 397	3 397	1 920	1 149	328	100
广东水利电力职业技术学院	417	373	113	18	18	16	15	5 452	5 452	2 130	2 079	1 243	0
广州航海高等专科学校	280	263	89	25	25	24	20	1 939	1 939	545	1 310	84	0
深圳职业技术学院	743	719	316	141	141	105	113	20 285	16 334	7 786	8 169	379	142
广州民航职业技术学院	220	202	46	17	17	15	13	722	697	482	75	140	50
番禺职业技术学院	171	163	58	15	15	11	12	757	757	347	0	410	0
广东食品药品职业学院	346	329	76	61	53	38	48	3 046	3 046	1 931	414	701	0
揭阳职业技术学院	139	132	29	21	20	17	17	500	500	350	0	150	0
广西机电职业技术学院	429	358	60	53	53	47	42	845	845	637	0	208	0
南宁职业技术学院	137	127	42	45	45	35	36	5 810	5 810	5 795	0	15	0
柳州师范高等专科学校	242	207	38	148	140	38	118	1 145	1 145	946	0	199	0
广西职业技术学院	146	141	38	83	78	38	66	1 319	1 319	1 239	0	80	0
桂林航天工业高等专科学校	440	440	90	222	222	90	178	1 402	1 402	1 360	0	42	0
柳州医学高等专科学校	272	238	70	152	150	70	122	1 450	1 450	1 325	0	125	0
柳州职业技术学院	223	206	54	9	9	9	7	290	290	127	10	153	0
广西生态工程职业技术学院	105	105	37	54	54	37	43	13 557	13 557	603	12 947	7	0
广西交通职业技术学院	208	160	37	167	152	37	133	2 499	2 499	1 699	0	800	0
广西农业职业技术学院	195	168	34	114	114	34	91	2 969	2 969	2 516	0	453	0
海南职业技术学院	86	84	16	6	6	5	5	165	165	165	0	0	0
海南软件职业技术学院	144	136	28	2	2	2	2	77	77	65	0	12	0
琼台师范高等专科学校	85	76	30	6	6	4	5	458	458	419	0	39	8
海南经贸职业技术学院	63	60	8	1	1	0	1	51	51	13	0	38	0
海南万和信息职业技术学院	51	51	17	2	2	2	2	51	51	51	0	0	0
三亚航空旅游职业学院	63	63	3	9	9	3	7	303	303	135	0	168	0
海南科技职业学院	109	109	9	2	2	1	1	751	751	727	0	24	0

续表

科技课题				科技成果及技术转让							成果授奖(项)	
				专著		学术论文(篇)			技术转让			
课题总数(项)	当年投入人数(人)	当年拨入经费(千元)	当年支出经费(千元)	数量(部)	字数(千字)	合计	其中:国外及全国性刊物发表	鉴定成果数(项)	签订合同数(项)	当年实际收入(千元)	合计	其中:国家级奖
75	32	3 016	2 703	0	0	121	9	0	6	34	1	0
54	10	6 131	3 578	0	0	265	5	0	0	0	0	0
20	21	2 439	1 711	0	0	330	0	0	0	0	1	0
44	12	2 760	1 656	0	0	233	6	0	0	0	0	0
98	16	1 693	1 691	0	0	132	0	0	0	0	0	0
159	116	18 550	12 771	0	0	327	22	0	6	222	1	0
21	11	257	179	0	0	51	3	1	0	0	1	0
25	10	570	391	0	0	77	6	0	0	0	0	0
113	41	2 100	545	0	0	163	10	1	0	0	0	0
17	14	253	153	0	0	58	1	0	0	0	0	0
61	35	423	193	0	0	154	0	0	0	0	0	0
5	30	28	28	0	0	57	0	0	0	0	0	0
37	99	334	278	0	0	90	13	0	0	0	0	0
42	55	395	311	0	0	75	0	0	0	0	0	0
56	148	158	215	0	0	185	0	0	0	0	0	0
65	102	598	315	0	0	0	0	0	0	0	0	0
41	6	248	30	0	0	136	0	0	0	0	0	0
41	36	13 171	13 212	1	10	34	0	0	0	0	0	0
10	111	700	916	0	0	88	1	0	0	0	1	0
76	76	2 011	557	1	63	113	0	1	0	0	0	0
10	4	68	68	0	0	14	0	0	0	0	0	0
9	1	62	17	0	0	41	0	0	0	0	0	0
12	4	58	20	0	0	50	0	0	0	0	0	0
1	1	1	1	0	0	10	0	0	0	0	0	0
3	1	25	21	0	0	1	0	0	0	0	1	0
23	8	221	0	0	0	0	0	0	0	0	0	0
11	2	151	45	0	0	8	4	0	0	0	0	0

学校名称	教学与科研人员（人）			研究与发展人员（人年）				科技经费（千元）					
	合计	其中：科学家与工程师		合计	其中：科学家与工程师		全时当量人员	合计	当年拨入				当年内部支出
		小计	其中：高级职称		小计	其中：高级职称			小计	政府资金	企事业单位委托（进入学校财务）	其他	
重庆电子职业技术学院	136	132	28	2	2	2	1	27	27	17	0	10	0
重庆电力高等专科学校	154	153	42	35	35	31	28	1 792	1 792	1 772	0	20	0
重庆工业职业技术学院	204	177	66	1	1	1	1	66	66	36	0	30	0
重庆三峡职业学院	131	130	51	2	2	2	2	144	144	39	0	105	0
重庆工贸职业技术学院	140	133	64	4	4	3	3	227	227	57	70	100	0
重庆机电职业技术学院	183	172	48	6	6	6	5	1 190	1 190	50	640	500	0
重庆电子工程职业学院	198	195	43	6	6	5	4	244	244	59	0	185	0
重庆城市管理职业学院	71	71	17	2	2	1	1	637	637	37	0	600	0
重庆工程职业技术学院	221	219	77	4	4	4	3	691	691	120	541	30	0
重庆工商职业学院	121	118	36	12	12	10	9	495	495	380	100	15	0
重庆三峡医药高等专科学校	372	368	124	12	11	11	9	341	311	189	0	122	0
重庆医药高等专科学校	280	277	117	27	27	22	22	520	520	309	0	211	0
重庆建筑工程职业学院	111	109	57	2	2	2	2	395	395	218	0	177	0
阿坝师范专科学校	53	50	11	7	7	6	6	159	159	139	0	20	0
成都电子机械高等专科学校	328	327	106	328	327	106	264	8 222	8 222	2 672	4 650	900	0
四川烹饪专科学校	284	284	83	55	55	43	44	959	959	889	0	70	20
成都纺织高等专科	217	216	107	110	110	107	88	995	995	750	100	145	0
成都航空职业技术学院	273	272	72	20	20	20	16	385	385	201	0	184	0
四川电力职业技术学院	144	123	62	12	12	11	10	1 369	1 321	1 266	0	55	0
四川机电职业技术学院	161	156	54	5	5	5	4	74	74	32	0	42	0
四川交通职业技术学院	403	353	78	19	18	13	15	1 814	1 814	1 130	356	328	0
四川工程职业技术学院	239	239	62	3	3	2	2	230	230	130	0	100	0
四川建筑职业技术学院	453	440	86	100	100	83	80	5 841	5 819	5 417	0	402	0
四川职业技术学院	187	187	68	14	14	10	11	250	250	177	0	73	55
黔南民族医学高等专科学校	184	184	45	16	16	16	13	346	346	267	0	79	0
贵州警官职业学院	62	59	12	3	3	2	2	14	14	14	0	0	0
贵州电子信息职业技术学院	211	180	40	2	2	2	1	109	109	109	0	0	0

续表

科技课题				科技成果及技术转让							成果授奖(项)	
课题总数(项)	当年投入人数(人)	当年拨入经费(千元)	当年支出经费(千元)	专著		学术论文(篇)		鉴定成果数(项)	技术转让		合计	其中:国家级奖
				数量(部)	字数(千字)	合计	其中:国外及全国性刊物发表		签订合同数(项)	当年实际收入(千元)		
1	1	10	3	0	0	76	2	0	0	0	0	0
13	25	1 522	1 522	0	0	98	3	0	0	0	0	0
1	1	30	25	0	0	65	0	0	0	0	0	0
5	2	20	20	0	0	20	0	0	0	0	0	0
4	3	90	90	0	0	3	0	0	0	0	0	0
2	4	640	600	0	0	43	2	0	3	300	0	0
6	4	55	41	1	120	152	9	0	0	0	0	0
3	1	25	10	0	0	37	0	0	0	0	0	0
12	8	601	601	0	0	105	1	0	0	0	0	0
15	8	375	226	0	0	48	7	0	0	0	0	0
52	11	232	355	0	0	72	0	0	0	0	0	0
25	18	225	93	0	0	131	2	0	0	0	0	0
2	2	200	4	0	0	37	0	0	0	0	0	0
12	5	93	49	0	0	64	0	0	0	0	0	0
59	220	5 869	5 239	0	0	160	0	0	0	0	0	0
34	37	618	596	0	0	189	1	0	0	0	0	0
74	75	325	205	0	0	141	4	1	0	0	0	0
13	13	229	114	0	0	109	0	0	0	0	0	0
20	8	1 265	1 159	0	0	86	5	0	0	0	0	0
6	3	9	9	0	0	27	0	0	0	0	0	0
41	13	1 694	754	0	0	144	0	0	0	0	0	0
6	2	200	90	0	0	117	0	2	0	0	0	0
57	67	2 817	1 152	0	0	295	0	12	0	0	0	0
8	9	128	60	0	0	118	0	0	0	0	0	0
30	11	269	201	0	0	47	0	0	0	0	0	0
1	2	0	200	0	0	75	75	0	0	0	0	0
1	1	100	100	0	0	24	0	1	0	0	1	0

学校名称	教学与科研人员(人)			研究与发展人员(人年)				科技经费(千元)					
	合计	其中:科学家与工程师		合计	其中:科学家与工程师		全时当量人员	合计	当年拨入				当年内部支出
		小计	其中:高级职称		小计	其中:高级职称			小计	政府资金	企事业单位委托(进入学校财务)	其他	
贵州交通职业技术学院	205	185	40	24	24	21	19	606	606	584	0	22	0
贵州航天职业技术学院	137	133	27	0	0	0	0	0	0	0	0	0	0
安顺职业技术学院	206	205	50	5	5	5	4	57	57	25	0	32	0
黔东南民族职业技术学院	222	222	70	8	8	8	7	220	220	190	0	30	0
黔南民族职业技术学院	76	75	19	0	0	0	0	0	0	0	0	0	0
遵义职业技术学院	201	170	34	0	0	0	0	0	0	0	0	0	0
贵州工业职业技术学院	114	113	41	3	3	3	2	203	203	203	0	0	0
六盘水职业技术学院	152	152	35	20	20	20	16	199	199	149	0	50	0
贵州省铜仁职业技术学院	225	220	72	9	9	9	7	1 084	1 084	1 084	0	0	0
黔西南民族职业技术学院	197	197	45	8	8	7	6	189	189	82	0	107	0
贵州轻工职业技术学院	71	71	27	3	3	3	2	14	14	12	0	2	0
贵阳护理职业学院	162	158	50	9	9	8	7	66	36	36	0	0	0
贵阳职业技术学院	134	130	44	0	0	0	0	0	0	0	0	0	0
毕节职业技术学院	82	82	7	0	0	0	0	0	0	0	0	0	0
昭通师范专科学校	144	142	45	89	86	45	71	835	835	739	0	96	0
思茅师范专科学校	93	92	27	24	24	18	19	150	150	144	0	6	0
云南昆明冶金高等专科学校	605	545	151	104	104	87	83	5 699	5 699	1 631	2 238	1 830	0
云南国土资源职业学院	61	61	18	30	30	18	24	491	491	438	0	53	0
云南交通职业技术学院	313	313	99	23	23	23	19	8 813	8 813	8 813	0	0	0
昆明工业职业技术学院	84	84	6	0	0	0	0	0	0	0	0	0	0
云南农业职业技术学院	97	93	23	66	66	23	53	1 173	1 173	1 173	0	0	0
云南经济管理职业学院	107	106	3	14	14	3	11	324	324	124	0	200	0
云南科技信息职业学院	23	23	6	9	9	5	7	372	372	72	300	0	0
西双版纳职业技术学院	123	85	28	0	0	0	0	100	100	0	0	100	0
玉溪农业职业技术学院	154	135	27	55	55	27	44	491	491	360	96	35	0
云南能源职业技术学院	112	112	30	15	15	15	12	756	756	737	0	19	0
云南热带作物职业学院	97	95	21	24	24	21	19	264	264	232	0	32	0

续表

科技课题				科技成果及技术转让							成果授奖(项)	
课题总数(项)	当年投入人数(人)	当年拨入经费(千元)	当年支出经费(千元)	专著		学术论文(篇)		鉴定成果数(项)	技术转让		合计	其中:国家级奖
				数量(部)	字数(千字)	合计	其中:国外及全国性刊物发表		签订合同数(项)	当年实际收入(千元)		
27	16	512	161	0	0	20	0	0	0	0	0	0
0	0	0	0	1	250	6	0	0	0	0	0	0
11	4	32	8	0	0	47	0	0	0	0	0	0
15	6	180	99	1	49	69	0	1	0	0	0	0
0	0	0	0	0	0	21	0	0	0	0	0	0
0	0	0	0	0	0	8	0	0	0	0	0	0
2	2	190	125	0	0	30	0	0	0	0	0	0
9	13	90	145	0	0	34	0	0	0	0	0	0
7	6	1 040	440	0	0	90	0	0	0	0	2	0
5	5	147	95	0	0	16	0	0	0	0	0	0
2	2	2	4	0	0	17	0	0	0	0	0	0
5	6	30	48	0	0	11	1	0	0	0	0	0
0	0	0	0	0	0	46	0	0	0	0	0	0
0	0	0	0	0	0	0	0	0	0	0	0	0
25	59	198	95	0	0	104	6	0	0	0	0	0
5	16	6	13	0	0	48	0	0	0	0	0	0
59	69	4 660	783	0	0	142	0	3	0	0	7	0
12	20	124	98	0	0	0	0	0	0	0	0	0
5	18	8 650	2 120	0	0	0	0	0	0	0	0	0
0	0	0	0	0	0	20	0	0	0	0	0	0
11	44	777	346	0	0	47	0	0	0	0	4	0
2	9	4	4	0	0	40	0	0	0	0	0	0
1	6	300	300	0	0	0	0	0	0	0	0	0
0	0	0	0	0	0	0	0	0	0	0	0	0
28	37	204	99	0	0	54	0	0	0	0	0	0
2	10	19	12	0	0	31	0	0	0	0	1	0
6	16	8	26	0	0	5	0	0	0	0	0	0

学校名称	教学与科研人员（人）			研究与发展人员（人年）				科技经费（千元）					
	合计	其中：科学家与工程师		合计	其中：科学家与工程师		全时当量人员	合计	当年拨入				当年内部支出
		小计	其中：高级职称		小计	其中：高级职称			小计	政府资金	企事业单位委托（进入学校财务）	其他	
云南国防工业职业技术学院	334	320	89	10	10	10	8	79	79	79	0	0	0
云南机电职业技术学院	106	106	36	45	45	35	36	595	595	419	0	176	0
云南林业职业技术学院	124	123	47	27	27	21	21	1 296	1 296	1 241	0	55	90
云南爱因森软件职业学院	34	34	1	5	5	1	4	248	248	168	0	80	0
曲靖医学高等专科学校	157	156	54	62	62	52	49	435	435	383	0	52	0
楚雄医药高等专科学校	105	105	49	0	0	0	0	0	0	0	0	0	0
保山中医药高等专科学校	102	102	39	5	5	5	4	81	81	81	0	0	0
丽江师范高等专科学校	87	87	21	44	44	21	35	316	316	308	8	0	0
云南新兴职业学院	99	98	2	15	14	2	12	109	109	104	0	5	0
临沧师范高等专科学校	80	79	17	8	8	5	6	139	139	52	0	87	0
云南锡业职业技术学院	40	38	21	22	22	15	18	422	422	156	0	266	0
西藏大学农学院	371	314	79	371	314	79	332	19 277	19 277	19 277	0	0	1 269
陕西工业职业技术学院	398	387	129	74	69	59	59	1 190	1 150	659	341	150	0
杨凌职业技术学院	437	400	90	60	59	57	48	1 062	1 062	962	0	100	0
西安航空技术高等专科学校	301	293	63	96	96	63	77	946	946	576	120	250	0
西安电力高等专科学校	641	524	169	21	21	20	17	4 837	4 837	3 419	1 418	0	0
陕西交通职业技术学院	179	179	47	8	8	8	6	260	260	260	0	0	0
陕西铁路工程职业技术学院	271	254	40	26	26	19	21	264	264	168	0	96	0
兰州石化职业技术学院	255	237	86	14	14	14	11	570	570	570	0	0	0
甘肃联合大学	179	179	40	6	6	5	5	86	86	76	0	10	0
平凉医学高等专科学校	230	230	46	0	0	0	0	76	76	0	0	76	0
陇南师范高等专科学校	75	73	23	0	0	0	0	0	0	0	0	0	0
兰州工业专科学校	353	311	127	13	13	13	10	275	275	246	0	29	0
张掖医学高等专科学校	200	199	35	1	1	1	1	45	45	10	0	35	0
甘肃建筑职业技术学院	151	149	32	0	0	0	0	11	11	5	6	0	0
兰州职业技术学院	162	162	36	2	2	1	1	39	39	39	0	0	0
甘肃林业职业技术学院	139	133	52	6	6	5	5	119	119	86	0	33	0

续表

科技课题				科技成果及技术转让							成果授奖（项）	
				专著		学术论文（篇）			技术转让			
课题总数（项）	当年投入人数（人）	当年拨入经费（千元）	当年支出经费（千元）	数量（部）	字数（千字）	合计	其中：国外及全国性刊物发表	鉴定成果数（项）	签订合同数（项）	当年实际收入（千元）	合计	其中：国家级奖
3	7	21	10	1	204	27	0	0	0	0	0	0
13	30	165	44	0	0	10	0	0	0	0	0	0
15	22	1 113	336	0	0	46	0	0	0	0	0	0
1	3	5	2	0	0	5	0	0	0	0	0	0
22	41	92	0	0	0	21	0	0	0	0	0	0
0	0	0	0	0	0	0	0	0	0	0	0	0
4	4	40	19	0	0	1	1	0	0	0	3	0
5	29	26	97	3	830	30	0	0	0	0	0	0
2	10	14	12	0	0	17	0	0	0	0	0	0
11	5	13	11	0	0	51	0	0	0	0	0	0
20	15	289	253	0	0	0	0	0	0	0	0	0
86	277	12 962	13 460	1	300 000	118	0	2	0	0	0	0
28	49	613	565	0	0	160	0	0	0	0	0	0
62	64	563	474	0	0	168	0	7	0	0	0	0
21	64	203	109	0	0	147	0	0	0	0	0	0
17	14	4 668	4 913	0	0	110	0	0	0	0	0	0
2	5	200	119	0	0	131	3	0	0	0	0	0
59	18	244	181	1	56	216	0	0	0	0	0	0
33	10	330	410	0	0	396	5	3	0	0	0	0
3	4	40	1	0	0	75	7	0	0	0	1	0
0	0	0	0	0	0	66	0	0	0	0	0	0
0	0	0	0	0	0	75	0	0	0	0	0	0
49	9	219	243	0	0	217	11	5	0	0	0	0
1	1	8	8	0	0	45	0	1	0	0	0	0
1	0	6	6	0	0	0	0	0	0	0	4	0
1	1	30	10	0	0	38	0	0	0	0	0	0
5	4	46	54	1	120	69	0	0	0	0	0	0

学校名称	教学与科研人员(人)			研究与发展人员(人年)				科技经费(千元)					
	合计	其中:科学家与工程师		合计	其中:科学家与工程师		全时当量人员	合计	当年拨入				当年内部支出
		小计	其中:高级职称		小计	其中:高级职称			小计	政府资金	企事业单位委托(进入学校财务)	其他	
甘肃工业职业技术学院	108	108	31	1	1	1	0	17	17	17	0	0	0
甘肃交通职业技术学院	141	141	45	19	19	16	15	671	671	383	130	158	0
兰州资源环境职业技术学院	271	270	58	1	1	1	1	32	32	17	0	15	0
甘肃农业职业技术学院	148	148	57	30	30	24	24	618	618	618	0	0	0
青海省卫生职业技术学院	169	156	77	0	0	0	0	0	0	0	0	0	0
青海警官职业学院	49	21	4	0	0	0	0	0	0	0	0	0	0
青海畜牧兽医职业技术学院	158	130	68	0	0	0	0	0	0	0	0	0	0
青海交通职业技术学院	218	218	66	12	12	11	10	332	332	332	0	0	0
青海建筑职业技术学院	194	175	64	0	0	0	0	0	0	0	0	0	0
宁夏民族职业技术学院	49	49	15	6	6	6	5	57	57	57	0	0	0
宁夏工业职业学院	96	96	20	0	0	0	0	0	0	0	0	0	0
宁夏职业技术学院	253	253	122	227	227	122	181	2 849	2 849	2 801	0	48	0
宁夏经贸职业技术学院	81	78	19	13	13	9	11	37	37	17	0	20	0
宁夏财经职业技术学院	122	122	51	2	2	2	2	60	60	60	0	0	0
银川科技职业学院	304	210	39	9	9	6	7	232	232	104	0	128	0
和田师范专科学校	102	99	37	13	13	12	10	170	170	87	0	83	0
新疆工业高等专科	126	126	54	30	30	27	24	773	550	469	0	81	0
新疆农业职业技术学院	122	119	48	9	9	8	7	357	357	254	0	103	0
乌鲁木齐职业大学	120	120	20	2	2	1	1	19	19	10	0	9	0
新疆维吾尔医学高等专科学校	88	82	28	35	34	28	28	1 589	1 589	959	0	630	0
克拉玛依职业技术学院	237	230	38	4	4	3	3	369	369	369	0	0	0
新疆机电职业技术学院	151	143	34	2	2	2	2	43	43	33	0	10	0
昌吉职业技术学院	108	106	34	8	8	8	6	65	65	65	0	0	0
伊犁职业技术学院	198	196	68	5	5	4	4	158	158	158	0	0	0
阿克苏职业技术学院	200	191	18	15	15	11	12	292	292	236	0	56	0
新疆建设职业技术学院	284	280	74	21	21	21	17	328	328	208	0	120	0
新疆交通职业技术学院	151	150	28	14	12	11	11	75	75	75	0	0	0
新疆石河子职业技术学院	21	21	14	18	18	14	14	344	344	344	0	0	0
新疆职业大学	29	29	14	2	2	1	1	13	13	9	0	4	0

续表

科技课题				科技成果及技术转让							成果授奖(项)	
				专著		学术论文(篇)			技术转让			
课题总数(项)	当年投入人数(人)	当年拨入经费(千元)	当年支出经费(千元)	数量(部)	字数(千字)	合计	其中:国外及全国性刊物发表	鉴定成果数(项)	签订合同数(项)	当年实际收入(千元)	合计	其中:国家级奖
1	0	14	14	0	0	35	0	0	0	0	1	0
5	13	543	532	2	370	51	0	0	0	0	0	0
1	1	10	10	0	0	95	0	0	0	0	0	0
10	20	416	280	4	4	0	0	0	0	0	0	0
0	0	0	0	0	0	31	0	0	0	0	0	0
0	0	0	0	0	0	0	0	0	0	0	0	0
0	0	0	0	0	0	0	0	0	0	0	0	0
5	8	260	450	0	0	65	0	0	0	0	1	0
0	0	0	0	0	0	0	0	0	0	0	0	0
1	4	3	3	0	0	24	0	0	0	0	0	0
0	0	0	0	0	0	1	0	0	0	0	0	0
31	151	313	178	0	0	121	0	0	0	0	0	0
13	9	37	32	0	0	23	0	0	0	0	0	0
1	2	20	5	0	0	15	0	0	0	0	0	0
1	6	7	7	1	300	15	0	0	0	0	0	0
25	9	93	71	0	0	87	0	0	0	0	0	0
42	20	554	466	0	0	50	0	0	0	0	0	0
22	6	303	106	0	0	60	0	0	0	0	0	0
3	1	9	9	0	0	25	0	0	0	0	0	0
14	23	750	1 318	2	950	78	0	0	0	0	1	0
4	3	345	397	0	0	37	0	0	0	0	0	0
3	2	30	14	0	0	30	0	0	0	0	0	0
2	5	0	7	0	0	19	0	0	0	0	0	0
3	5	110	56	0	0	41	0	0	0	0	0	0
19	10	196	175	0	0	75	0	0	0	0	0	0
6	14	160	126	0	0	61	0	0	0	0	0	0
2	9	0	76	0	0	45	0	0	0	0	0	0
1	12	200	200	0	0	63	0	0	0	0	0	0
1	1	4	4	0	0	3	0	0	0	0	0	0

第三部分

教育部直属高等学校统计资料

表 58　教育部直属

学校名称	科技活动人员(人)			研究与发展人员(人)		
	合计	其中:科学家和工程师	辅助人员	合计	其中:科学家和工程师	辅助人员
合计	**139 289**	**131 972**	**4 320**	**87 556**	**84 050**	**3 506**
北京大学	4 428	4 189	162	3 769	3 672	97
中国人民大学	151	151	0	83	83	0
清华大学	4 513	4 433	80	3 810	3 807	3
北京交通大学	1 385	1 351	34	1 200	1 200	0
北京科技大学	2 099	2 059	34	1 250	1 222	28
北京化工大学	733	733	0	544	544	0
北京邮电大学	1 320	1 187	46	845	845	0
中国农业大学	1 854	1 774	58	1 059	1 036	23
北京林业大学	1 018	947	40	642	624	18
北京中医药大学	404	386	2	150	147	3
北京师范大学	1 364	1 361	2	814	814	0
中国传媒大学	403	399	0	194	192	2
中国政法大学	62	62	0	27	27	0
华北电力大学	1 316	1 313	1	345	345	0
中国矿业大学(北京)	516	489	16	362	352	10
中国石油大学(北京)	808	793	15	427	427	0
中国地质大学(北京)	831	810	7	447	431	16
南开大学	1 777	1 620	41	1 391	1 343	48
天津大学	2 707	2 614	30	2 315	2 265	50
大连理工大学	2 408	2 308	97	1 392	1 391	1
东北大学	2 401	2 304	5	1 878	1 855	23
吉林大学	5 179	4 655	23	5 184	4 666	518
东北师范大学	698	683	6	789	785	4
东北林业大学	1 534	1 525	2	678	678	0
复旦大学	2 171	2 069	77	2 191	2 180	11
同济大学	3 436	3 283	3	1 403	1 374	29
上海交通大学	5 011	4 539	320	5 180	4 778	402
华东理工大学	1 521	1 519	2	513	513	0
东华大学	1 125	1 077	18	594	557	37
华东师范大学	1 097	925	16	824	786	38
南京大学	1 753	1 699	53	1 212	1 212	0
东南大学	2 777	2 603	144	1 391	1 355	36

高等学校科技人力

研究与发展全时人员(人年)			R&D 成果应用及科技服务人员(人)			R&D 成果应用及科技服务全时人员(人年)		
合计	其中:科学家和工程师	辅助人员	合计	其中:科学家和工程师	辅助人员	合计	其中:科学家和工程师	辅助人员
52 528	**50 427**	**2 101**	**16 538**	**15 871**	**667**	**9 923**	**9 524**	**399**
2 261	2 203	58	41	40	1	25	24	1
50	50	0	0	0	0	0	0	0
2 286	2 284	2	291	291	0	175	175	0
720	720	0	72	72	0	43	43	0
750	733	17	91	91	0	54	54	0
326	326	0	50	50	0	30	30	0
507	507	0	42	42	0	25	25	0
635	621	14	125	123	2	75	74	1
385	375	10	20	20	0	12	12	0
90	88	2	31	30	1	18	18	0
488	488	0	0	0	0	0	0	0
116	115	1	0	0	0	0	0	0
16	16	0	0	0	0	0	0	0
207	207	0	369	369	0	221	221	0
217	211	6	2	2	0	1	1	0
256	256	0	70	70	0	42	42	0
268	259	9	30	30	0	18	18	0
835	806	29	13	13	0	8	8	0
1 389	1 359	30	233	227	6	140	136	4
835	835	0	320	320	0	192	192	0
1 127	1 113	14	111	108	3	67	65	2
3 110	2 800	310	543	477	66	326	286	40
473	471	2	51	51	0	31	31	0
407	407	0	356	356	0	214	214	0
1 314	1 308	6	157	157	0	94	94	0
842	824	18	1 196	1 172	24	718	703	15
3 108	2 867	241	1 454	1 384	70	873	831	42
308	308	0	96	96	0	58	58	0
356	334	22	120	107	13	72	64	8
494	472	22	71	65	6	42	39	3
727	727	0	185	185	0	111	111	0
834	813	21	1 182	1 178	4	709	707	2

学校名称	科技活动人员(人)			研究与发展人员(人)		
	合计	其中:科学家和工程师	辅助人员	合计	其中:科学家和工程师	辅助人员
中国矿业大学	1 895	1 892	3	951	947	4
河海大学	2 103	2 000	5	983	932	51
江南大学	1 251	1 221	26	346	343	3
南京农业大学	1 621	1 591	20	1 057	1 053	4
中国药科大学	824	812	12	254	254	0
浙江大学	4 287	4 108	147	3 791	3 772	19
合肥工业大学	2 130	2 046	41	860	818	42
厦门大学	1 246	1 246	0	692	692	0
山东大学	4 357	4 060	229	2 983	2 638	345
中国海洋大学	1 804	1 689	73	842	787	55
中国石油大学(华东)	2 708	2 618	79	1 385	1 373	12
武汉大学	4 298	4 139	159	1 471	1 430	41
华中科技大学	4 630	4 315	245	2 208	2 034	174
中国地质大学(武汉)	1 726	1 639	53	755	679	76
武汉理工大学	3 336	3 182	146	1 639	1 597	42
华中农业大学	1 279	1 226	5	652	605	47
华中师范大学	842	842	0	464	464	0
湖南大学	1 934	1 829	89	709	643	66
中南大学	3 858	3 763	76	1 554	1 539	15
中山大学	4 347	3 691	260	3 266	2 763	503
华南理工大学	2 840	2 712	11	2 098	2 022	76
重庆大学	2 670	2 360	274	1 644	1 607	37
西南大学	2 444	2 277	108	2 138	1 937	201
四川大学	6 272	6 153	97	3 949	3 941	8
西南交通大学	2 148	2 137	11	1 422	1 422	0
电子科技大学	1 659	1 612	25	1 632	1 571	61
西安交通大学	2 764	2 571	103	1 261	1 241	20
西安电子科技大学	2 104	2 095	3	825	816	9
长安大学	1 584	1 526	42	408	408	0
西北农林科技大学	3 044	2 391	585	1 279	1 102	177
陕西师范大学	1 098	983	59	386	365	21
兰州大学	1 386	1 386	0	749	749	0

续表

研究与发展全时人员(人年)			R&D 成果应用及科技服务人员(人)			R&D 成果应用及科技服务全时人员(人年)		
合计	其中:科学家和工程师	辅助人员	合计	其中:科学家和工程师	辅助人员	合计	其中:科学家和工程师	辅助人员
571	568	3	117	117	0	70	70	0
590	559	31	369	351	18	221	210	11
208	206	2	201	200	1	121	120	1
634	632	2	135	135	0	81	81	0
152	152	0	274	274	0	165	165	0
2 274	2 263	11	1 026	1 020	6	616	612	4
516	491	25	26	24	2	15	14	1
415	415	0	97	97	0	58	58	0
1 790	1 583	207	214	162	52	128	97	31
505	472	33	262	252	10	157	151	6
831	824	7	257	254	3	154	152	2
882	858	24	937	933	4	562	560	2
1 325	1 221	104	708	633	75	425	380	45
453	407	46	105	99	6	63	60	3
983	958	25	295	279	16	177	167	10
391	363	28	192	170	22	115	102	13
278	278	0	18	18	0	11	11	0
425	386	39	487	439	48	292	264	28
933	923	10	138	137	1	83	82	1
1 960	1 658	302	519	435	84	311	261	50
1 259	1 213	46	541	523	18	325	314	11
986	964	22	303	293	10	182	176	6
1 283	1 162	121	365	319	46	219	191	28
2 370	2 365	5	197	197	0	118	118	0
853	853	0	309	309	0	185	185	0
979	942	37	69	66	3	42	40	2
756	744	12	247	245	2	148	147	1
495	490	5	350	349	1	210	210	0
245	245	0	186	186	0	112	112	0
768	661	107	214	173	41	128	104	24
232	219	13	58	56	2	35	34	1
449	449	0	0	0	0	0	0	0

表 59　教育部直属高等学校教学与科研人员

学校名称	合计	教师		
		小计	教授	副教授
合计	**131 972**	**81 126**	**21 138**	**27 399**
北京大学	4 189	1 735	660	627
中国人民大学	151	146	27	49
清华大学	4 433	2 079	885	846
北京交通大学	1 351	1 110	211	387
北京科技大学	2 059	1 095	344	381
北京化工大学	733	595	144	195
北京邮电大学	1 187	821	137	246
中国农业大学	1 774	1 140	383	557
北京林业大学	947	556	142	187
北京中医药大学	386	330	102	109
北京师范大学	1 361	969	363	370
中国传媒大学	399	229	51	66
中国政法大学	62	60	13	21
华北电力大学	1 313	1 169	230	307
中国矿业大学(北京)	489	304	105	86
中国石油大学(北京)	793	557	186	172
中国地质大学(北京)	810	539	139	143
南开大学	1 620	1 013	297	285
天津大学	2 614	1 624	487	643
大连理工大学	2 308	1 470	390	491
东北大学	2 304	1 412	282	442
吉林大学	4 655	2 839	905	900
东北师范大学	683	435	157	139
东北林业大学	1 525	895	207	292
复旦大学	2 069	1 215	363	339
同济大学	3 283	1 772	480	579
上海交通大学	4 539	2 337	661	927
华东理工大学	1 519	793	233	310
东华大学	1 077	744	155	290
华东师范大学	925	638	185	227
南京大学	1 699	1 138	442	444
东南大学	2 603	1 846	432	650
中国矿业大学	1 892	1 097	215	295

中科学家与工程师职务(职称)

单位：人

系列			其他技术职务系列			
讲师	助教	其他	小计	高级	中级	初级
26 510	**4 346**	**1 733**	**50 846**	**14 908**	**25 980**	**9 958**
441	6	1	2 454	681	1 417	356
68	2	0	5	1	4	0
335	13	0	2 354	689	1 578	87
426	86	0	241	77	134	30
360	7	3	964	230	521	213
226	30	0	138	90	43	5
351	85	2	366	168	140	58
194	6	0	634	251	332	51
180	11	36	391	129	207	55
109	10	0	56	13	36	7
236	0	0	392	110	229	53
107	0	5	170	65	92	13
20	6	0	2	1	1	0
443	176	13	144	44	73	27
78	13	22	185	57	92	36
190	9	0	236	47	129	60
146	22	89	271	62	125	84
342	76	13	607	187	257	163
437	49	8	990	301	529	160
527	60	2	838	197	507	134
407	278	3	892	298	398	196
934	57	43	1 816	705	986	125
133	6	0	248	73	131	44
310	86	0	630	170	291	169
490	23	0	854	225	413	216
691	22	0	1 511	415	859	237
665	53	31	2 202	546	1 071	585
231	19	0	726	259	384	83
187	112	0	333	76	182	75
172	40	14	287	89	169	29
220	32	0	561	139	314	108
711	53	0	757	174	454	129
449	138	0	795	231	213	351

学校名称	合计	教师		
		小计	教授	副教授
河海大学	2 000	1 125	210	279
江南大学	1 221	974	175	389
南京农业大学	1 591	1 108	263	350
中国药科大学	812	567	80	167
浙江大学	4 108	2 405	843	949
合肥工业大学	2 046	1 402	242	458
厦门大学	1 246	871	285	303
山东大学	4 060	2 377	730	828
中国海洋大学	1 689	1 175	269	271
中国石油大学(华东)	2 618	1 241	242	414
武汉大学	4 139	2 318	758	963
华中科技大学	4 315	2 637	723	920
中国地质大学(武汉)	1 639	1 102	294	295
武汉理工大学	3 182	1 880	454	799
华中农业大学	1 226	796	208	290
华中师范大学	842	622	170	179
湖南大学	1 829	1 188	353	393
中南大学	3 763	2 241	508	628
中山大学	3 691	1 403	373	418
华南理工大学	2 712	1 600	382	600
重庆大学	2 360	1 870	277	481
西南大学	2 277	1 490	273	579
四川大学	6 153	3 188	804	1 061
西南交通大学	2 137	1 630	390	514
电子科技大学	1 612	1 241	200	290
西安交通大学	2 571	1 616	441	547
西安电子科技大学	2 095	1 488	242	539
长安大学	1 526	1 168	219	388
西北农林科技大学	2 391	1 971	360	649
陕西师范大学	983	542	146	184
兰州大学	1 386	1 188	211	272

续表

系列			其他技术职务系列			
讲师	助教	其他	小计	高级	中级	初级
476	146	14	875	211	437	227
326	77	7	247	65	122	60
398	94	3	483	127	182	174
269	51	0	245	36	125	84
377	20	216	1 703	735	674	294
455	170	77	644	254	322	68
244	39	0	375	66	145	164
551	161	107	1 683	542	736	405
434	123	78	514	144	143	227
547	38	0	1 377	409	570	398
545	52	0	1 821	542	865	414
810	64	120	1 678	358	1 020	300
357	63	93	537	139	318	80
555	18	54	1 302	383	733	186
192	3	103	430	140	243	47
247	26	0	220	49	155	16
389	34	19	641	201	333	107
769	132	204	1 522	637	753	132
521	60	31	2 288	371	930	987
555	14	49	1 112	187	545	380
889	187	36	490	103	304	83
551	84	3	787	209	430	148
1 013	306	4	2 965	909	1 548	508
627	99	0	507	192	312	3
438	175	138	371	138	181	52
576	47	5	955	252	557	146
522	136	49	607	258	281	68
458	102	1	358	159	176	23
819	123	20	420	112	231	77
172	23	17	441	140	186	115
612	93	0	198	40	112	46

学校名称	拨入			
	合计	政府资金	企事业单位委托	其他经费
合计	**36 867 412**	**20 477 277**	**14 789 305**	**1 600 830**
北京大学	1 014 163	799 109	167 726	47 328
中国人民大学	34 512	30 471	1 915	2 126
清华大学	2 612 051	1 561 000	770 984	280 067
北京交通大学	709 637	289 170	407 269	13 198
北京科技大学	989 507	393 089	586 782	9 636
北京化工大学	409 128	170 610	115 135	123 383
北京邮电大学	350 610	167 448	144 492	38 670
中国农业大学	855 075	795 419	47 574	12 082
北京林业大学	192 971	173 333	17 261	2 377
北京中医药大学	14 260	12 268	1 992	0
北京师范大学	240 435	193 862	46 573	0
中国传媒大学	12 312	8 719	2 678	915
中国政法大学	10 527	5 813	140	4 574
华北电力大学	187 651	47 400	136 398	3 853
中国矿业大学(北京)	169 021	68 626	100 395	0
中国石油大学(北京)	371 285	168 164	200 477	2 644
中国地质大学(北京)	297 047	176 265	86 470	34 312
南开大学	351 510	314 150	28 420	8 940
天津大学	995 552	475 907	505 758	13 887
大连理工大学	786 066	303 009	436 156	46 901
东北大学	804 565	148 850	652 865	2 850
吉林大学	822 279	475 717	340 838	5 724
东北师范大学	96 694	79 954	14 085	2 655
东北林业大学	99 060	74 380	24 603	77
复旦大学	700 633	549 453	141 842	9 338
同济大学	1 396 037	557 186	814 390	24 461
上海交通大学	1 748 367	1 144 653	552 064	51 650
华东理工大学	413 032	278 935	126 114	7 983
东华大学	256 770	74 628	162 293	19 849
华东师范大学	327 035	288 857	29 968	8 210
南京大学	604 403	457 244	146 459	700
东南大学	1 132 593	443 146	666 387	23 060

单位:千元

支出				
合计	劳务费	业务费	转拨外单位	其他
32 744 403	**5 115 863**	**16 580 647**	**3 507 916**	**7 539 977**
930 190	99 788	501 780	122 950	205 672
21 673	2 623	7 929	3 874	7 247
1 936 499	398 344	1 006 974	277 829	253 352
590 518	13 594	375 157	136 820	64 947
889 617	82 449	154 526	460 652	191 990
365 382	20 608	243 345	15 716	85 713
283 866	47 471	173 172	13 202	50 021
611 043	67 629	308 565	160 471	74 378
172 147	12 249	130 032	15 697	14 169
11 732	5 070	2 790	1 380	2 492
237 849	28 612	139 172	40 976	29 089
10 617	1 818	3 590	100	5 109
7 310	368	1 200	0	5 742
156 760	35 763	70 344	4 978	45 675
127 500	18 361	70 179	13 468	25 492
288 075	50 731	144 499	44 924	47 921
274 613	42 032	77 924	96 998	57 659
304 364	33 798	212 037	12 620	45 909
889 920	249 137	474 876	0	165 907
870 513	93 579	488 002	29 607	259 325
711 066	48 950	616 017	2 830	43 269
742 485	79 721	442 089	17 749	202 926
96 102	15 305	19 910	4 341	56 546
93 816	6 989	72 196	5 930	8 701
891 170	307 774	309 003	61 519	212 874
1 316 606	205 665	764 284	118 754	227 903
1 458 605	216 206	727 315	145 509	369 575
352 650	50 840	164 245	27 761	109 804
247 144	18 458	142 596	25 251	60 839
288 213	24 644	115 252	14 455	133 862
475 023	71 528	226 678	52 096	124 721
959 395	211 784	322 832	46 552	378 227

学校名称	拨　入			
	合计	政府资金	企事业单位委托	其他经费
中国矿业大学	490 791	71 630	410 908	8 253
河海大学	397 464	147 281	243 003	7 180
江南大学	302 913	94 688	199 223	9 002
南京农业大学	499 685	467 787	11 527	20 371
中国药科大学	58 485	41 226	16 789	470
浙江大学	2 168 041	1 358 263	732 420	77 358
合肥工业大学	348 083	112 450	209 445	26 188
厦门大学	343 500	242 205	101 245	50
山东大学	490 080	342 263	120 120	27 697
中国海洋大学	280 731	208 430	71 418	883
中国石油大学(华东)	282 433	131 461	141 536	9 436
武汉大学	774 124	453 078	307 962	13 084
华中科技大学	1 253 032	797 482	417 238	38 312
中国地质大学(武汉)	282 009	180 983	98 666	2 360
武汉理工大学	531 922	159 445	366 872	5 605
华中农业大学	552 788	440 875	27 493	84 420
华中师范大学	75 829	61 172	9 974	4 683
湖南大学	633 944	351 883	236 075	45 986
中南大学	957 662	584 745	219 325	153 592
中山大学	741 096	604 814	119 791	16 491
华南理工大学	765 094	443 244	310 200	11 650
重庆大学	532 316	236 432	282 154	13 730
西南大学	203 843	141 892	30 132	31 819
四川大学	1 134 817	398 248	702 201	34 368
西南交通大学	663 113	116 769	494 094	52 250
电子科技大学	656 205	261 392	385 248	9 565
西安交通大学	715 844	397 345	305 824	12 675
西安电子科技大学	642 802	314 257	310 484	18 061
长安大学	429 031	124 793	304 238	0
西北农林科技大学	370 212	276 431	52 933	40 848
陕西师范大学	75 142	46 375	7 979	20 788
兰州大学	209 593	141 103	66 285	2 205

续表

支　出				
合计	劳务费	业务费	转拨外单位	其他
412 884	92 997	215 159	11 731	92 997
382 490	78 121	128 818	21 877	153 674
286 085	10 130	116 420	28 682	130 853
460 147	46 060	214 318	56 011	143 758
47 486	12 053	22 383	345	12 705
1 853 816	238 947	859 999	228 429	526 441
349 083	17 936	171 907	55 900	103 340
242 333	43 650	76 580	41 954	80 149
416 479	43 240	207 633	69 628	95 978
235 694	21 795	122 675	43 486	47 738
278 994	30 649	198 219	5 172	44 954
584 049	95 508	198 603	34 504	255 434
1 166 419	83 694	605 363	109 119	368 243
266 557	17 139	141 325	17 611	90 482
487 633	82 265	268 355	15 966	121 047
395 511	20 098	253 366	76 128	45 919
108 810	7 270	93 130	1 000	7 410
553 182	67 782	367 822	24 642	92 936
886 021	107 816	570 444	72 538	135 223
558 453	99 954	174 802	126 749	156 948
634 454	154 737	265 258	51 089	163 370
476 957	89 742	129 450	5 113	252 652
237 015	57 366	86 514	13 465	79 670
1 128 000	553 716	315 229	122 322	136 733
796 550	35 000	465 000	156 000	140 550
607 009	60 700	424 906	0	121 403
680 487	96 739	384 130	46 820	152 798
598 223	88 058	374 248	47 858	88 059
380 485	105 842	208 106	12 721	53 816
325 561	61 110	209 121	30 120	25 210
68 281	10 291	21 953	1 050	34 987
226 792	23 570	180 901	4 877	17 444

表 61　教育部直属高等

学校名称	合计					基础研究				
	项目数（项）	当年投入人数（人年）	在读研究生（人）	当年拨入经费（千元）	当年支出经费（千元）	项目数（项）	当年投入人数（人年）	在读研究生（人）	当年拨入经费（千元）	当年支出经费（千元）
合计	**94 993**	**58 367**	**192 302**	**25 727 718**	**19 384 959**	**33 538**	**23 755**	**74 581**	**7 919 039**	**5 982 088**
北京大学	2 739	2 512	3 140	931 246	741 156	2 221	1 871	2 499	654 255	514 775
中国人民大学	55	55	87	28 026	12 567	27	26	44	11 066	3 147
清华大学	4 276	2 540	6 602	2 113 203	1 163 328	1 271	1 175	2 767	671 584	377 728
北京交通大学	2 431	800	6 136	558 794	376 431	563	226	1 513	53 251	37 434
北京科技大学	1 535	833	4 342	652 184	413 106	217	118	771	53 457	17 559
北京化工大学	740	363	2 411	249 068	179 342	242	65	424	52 088	28 900
北京邮电大学	992	564	3 073	319 986	215 098	180	107	651	61 491	39 768
中国农业大学	2 330	706	3 246	768 261	538 192	1 259	333	1 644	290 604	287 125
北京林业大学	838	428	1 992	109 629	93 389	162	95	451	17 944	13 891
北京中医药大学	59	100	309	10 900	6 852	44	73	216	7 350	4 795
北京师范大学	2 091	543	3 811	220 704	218 330	1 066	277	1 949	96 994	84 843
中国传媒大学	189	129	345	10 764	8 288	35	17	37	651	723
中国政法大学	21	18	46	1 862	1 522	1	3	5	187	110
华北电力大学	425	230	1 060	77 291	41 565	135	58	238	11 773	6 374
中国矿业大学(北京)	710	241	2 671	142 486	102 716	30	10	153	4 339	3 605
中国石油大学(北京)	799	285	1 657	316 600	248 206	148	62	312	64 780	55 630
中国地质大学(北京)	685	298	3 102	243 780	207 296	328	166	1 494	130 310	119 906
南开大学	962	928	1 473	319 387	297 227	658	709	1 091	254 340	232 180
天津大学	2 361	1 543	2 712	786 395	674 661	616	449	841	99 993	86 534
大连理工大学	2 379	928	4 572	465 556	397 254	849	280	1 963	96 003	56 333
东北大学	1 107	1 252	2 883	747 475	663 079	355	495	788	38 757	27 649
吉林大学	1 860	3 456	11 697	733 898	698 549	971	1 742	6 035	504 617	504 155
东北师范大学	463	526	638	89 011	82 143	214	234	327	43 210	40 068
东北林业大学	306	452	1 184	71 374	56 329	162	240	657	47 213	41 359
复旦大学	1 777	1 460	2 381	514 608	284 450	642	693	1 244	285 497	143 430
同济大学	1 908	935	2 325	563 985	523 796	597	230	644	89 645	83 214
上海交通大学	3 229	3 453	6 845	1 089 478	774 723	1 397	1 754	3 644	425 083	298 136
华东理工大学	1 031	342	4 540	234 610	188 212	342	141	1 794	92 267	75 837
东华大学	613	396	1 074	149 451	96 498	125	110	286	30 845	20 536
华东师范大学	871	549	2 923	166 962	103 261	506	344	1 848	114 483	75 125
南京大学	1 439	808	3 035	424 338	284 233	1 086	614	2 282	318 021	209 533

学校研究与发展项目

应用研究					试验发展				
项目数（项）	当年投入人数（人年）	在读研究生（人）	当年拨入经费（千元）	当年支出经费（千元）	项目数（项）	当年投入人数（人年）	在读研究生（人）	当年拨入经费（千元）	当年支出经费（千元）
44 529	**26 547**	**90 764**	**12 920 356**	**9 374 561**	**16 926**	**8 065**	**26 957**	**4 888 323**	**4 028 310**
479	539	574	237 766	195 611	39	103	67	39 225	30 770
26	27	42	16 700	9 347	2	2	1	260	73
2 894	1 310	3 708	1 357 280	731 996	111	55	127	84 339	53 604
1 740	547	4 361	462 269	315 198	128	27	262	43 274	23 799
1 137	609	3 120	509 419	384 884	181	107	451	89 308	10 663
205	124	905	80 711	58 961	293	173	1 082	116 269	91 481
806	455	2 411	253 965	174 414	6	1	11	4 530	916
842	263	1 149	423 889	190 343	229	110	453	53 768	60 724
676	332	1 541	91 685	79 498	0	0	0	0	0
15	27	93	3 550	2 057	0	0	0	0	0
1 019	264	1 843	123 580	133 418	6	1	19	130	69
154	112	308	10 113	7 565	0	0	0	0	0
18	13	36	1 675	1 152	2	2	5	0	260
286	169	811	64 318	34 641	4	3	11	1 200	550
237	82	1 051	38 568	30 514	443	150	1 467	99 579	68 597
538	186	1 129	218 977	167 992	113	38	216	32 843	24 584
350	129	1 582	111 920	86 076	7	4	26	1 550	1 314
167	151	245	38 110	38 110	137	69	137	26 937	26 937
1 360	816	1 568	482 286	413 888	385	278	303	204 116	174 239
1 383	533	2 439	253 060	229 114	147	114	170	116 493	111 807
357	438	896	170 692	122 827	395	320	1 199	538 026	512 603
718	1 388	4 135	183 731	148 979	171	326	1 527	45 550	45 415
168	198	223	23 881	20 625	81	94	88	21 920	21 450
91	133	335	10 327	7 407	53	79	192	13 834	7 563
1 091	746	1 132	224 691	138 188	44	22	5	4 420	2 832
692	484	968	375 243	347 699	619	221	713	99 097	92 883
1 540	1 596	2 927	595 556	421 045	292	104	274	68 839	55 542
651	186	2 559	132 159	104 852	38	15	187	10 184	7 523
280	195	500	60 630	39 357	208	91	288	57 976	36 605
353	202	1 062	51 330	27 278	12	3	13	1 149	858
330	182	683	94 347	65 894	23	13	70	11 970	8 806

学校名称	合计					基础研究				
	项目数（项）	当年投入人数（人年）	在读研究生（人）	当年拨入经费（千元）	当年支出经费（千元）	项目数（项）	当年投入人数（人年）	在读研究生（人）	当年拨入经费（千元）	当年支出经费（千元）
东南大学	1 242	927	3 364	570 293	349 240	456	327	1 374	116 242	84 713
中国矿业大学	1 655	634	3 729	419 499	247 308	431	73	523	32 695	8 394
河海大学	970	656	1 479	257 921	223 201	178	118	268	48 356	40 544
江南大学	658	231	1 145	186 724	123 400	136	36	277	11 278	6 632
南京农业大学	1 230	705	4 882	374 160	290 704	716	410	2 910	213 913	175 565
中国药科大学	165	169	816	26 956	23 103	35	34	228	4 185	3 122
浙江大学	5 677	2 527	14 136	1 452 760	730 934	1 896	879	4 579	504 507	172 599
合肥工业大学	1 375	573	436	285 789	264 792	62	70	66	10 705	9 902
厦门大学	1 000	462	3 260	320 092	224 076	267	77	955	82 588	57 816
山东大学	1 587	1 989	4 081	361 806	321 098	796	1 083	2 170	144 892	136 614
中国海洋大学	665	561	1 258	173 067	148 630	415	295	658	84 381	76 825
中国石油大学(华东)	1 211	924	2 725	218 392	174 029	267	134	514	18 452	15 826
武汉大学	1 653	981	2 295	517 211	405 511	334	203	549	63 966	49 588
华中科技大学	3 671	1 472	4 460	624 879	377 937	958	538	1 568	107 053	82 848
中国地质大学(武汉)	1 392	503	1 544	198 182	183 298	283	96	290	40 000	37 425
武汉理工大学	1 927	1 093	3 991	341 939	263 248	208	124	710	44 791	33 597
华中农业大学	1 670	435	2 651	376 045	227 206	542	143	924	86 108	73 474
华中师范大学	303	309	835	52 652	52 652	122	159	340	26 504	26 504
湖南大学	1 041	473	3 122	287 661	251 462	356	201	1 287	90 787	79 565
中南大学	1 603	1 036	2 143	655 518	538 914	682	445	1 032	232 678	186 914
中山大学	3 028	2 177	6 676	450 477	310 328	1 659	1 268	3 807	207 934	140 952
华南理工大学	4 605	1 399	3 479	558 906	385 494	1 213	229	550	123 452	70 076
重庆大学	1 724	1 096	3 715	405 444	369 468	390	351	1 246	126 134	115 209
西南大学	1 225	1 425	3 385	122 986	87 765	698	821	2 254	71 751	49 560
四川大学	4 600	2 633	1 036	1 043 716	1 029 101	1 147	899	309	157 409	150 290
西南交通大学	804	948	5 054	563 750	563 388	59	59	357	15 942	15 942
电子科技大学	1 245	1 088	1 797	382 793	335 439	551	534	828	166 132	142 583
西安交通大学	1 869	840	3 881	356 235	280 960	655	378	1 494	111 322	106 017
西安电子科技大学	1 214	550	3 424	303 177	249 673	409	171	1 226	71 729	62 433
长安大学	543	272	670	242 972	216 557	178	48	243	31 120	26 113
西北农林科技大学	737	853	2 177	287 830	228 201	400	459	1 279	145 347	121 884
陕西师范大学	473	258	1 005	20 386	14 958	134	76	294	7 320	5 031
兰州大学	1 010	499	1 339	176 188	201 085	456	304	860	97 268	127 129

续表

应用研究					试验发展				
项目数（项）	当年投入人数（人年）	在读研究生（人）	当年拨入经费（千元）	当年支出经费（千元）	项目数（项）	当年投入人数（人年）	在读研究生（人）	当年拨入经费（千元）	当年支出经费（千元）
725	544	1 807	343 001	194 000	61	56	183	111 050	70 527
1 093	442	2 826	306 462	195 725	131	119	380	80 342	43 189
741	511	1 137	198 735	173 098	51	26	74	10 830	9 559
209	73	371	61 248	35 282	313	121	497	114 198	81 486
484	281	1 842	154 384	108 951	30	14	130	5 863	6 188
96	102	379	18 446	16 647	34	34	209	4 325	3 334
2 203	1 136	5 629	657 199	354 526	1 578	513	3 928	291 054	203 809
575	298	236	86 393	79 408	738	205	134	188 691	175 482
624	319	1 952	212 896	149 034	109	66	353	24 608	17 226
746	855	1 858	214 396	180 692	45	51	53	2 518	3 792
198	209	472	70 252	56 207	52	58	128	18 434	15 598
360	365	795	79 525	63 798	584	425	1 416	120 415	94 405
1 142	585	1 392	307 241	238 784	177	193	354	146 004	117 139
2 086	760	2 519	321 681	182 384	627	174	373	196 145	112 705
157	48	139	28 422	16 878	952	359	1 115	129 760	128 995
1 372	753	2 418	163 148	129 976	347	215	863	134 000	99 675
961	248	1 443	265 998	135 584	167	43	284	23 939	18 148
91	63	201	9 540	9 540	90	87	294	16 608	16 608
550	214	1 502	157 709	137 524	135	58	333	39 165	34 373
852	553	1 014	395 467	329 385	69	38	97	27 373	22 615
1 310	819	2 793	232 590	157 071	59	90	76	9 953	12 305
1 077	597	1 541	241 370	155 337	2 315	573	1 388	194 084	160 081
347	177	767	60 843	55 805	987	568	1 702	218 467	198 454
499	583	1 110	46 493	34 988	28	22	21	4 742	3 217
1 701	908	382	262 181	259 151	1 752	825	345	624 126	619 660
745	889	4 697	547 808	547 446	0	0	0	0	0
593	455	796	173 647	154 848	101	99	173	43 014	38 008
575	274	1 084	123 922	79 430	639	188	1 303	120 991	95 513
436	187	1 231	105 635	90 607	369	192	967	125 813	96 633
328	197	366	176 312	152 152	37	27	61	35 540	38 292
272	343	791	107 104	90 399	65	52	107	35 379	15 918
224	131	459	8 960	7 018	115	51	252	4 106	2 909
554	195	479	78 920	73 956	0	0	0	0	0

表 62　教育部直属高等学校

学校名称	合计					研究与	
	项目数（项）	当年投入人数（人年）	在读研究生（人）	当年拨入经费（千元）	当年支出经费（千元）	项目数（项）	当年投入人数（人年）
合计	**21 471**	**11 031**	**35 510**	**5 251 847**	**4 299 836**	**9 184**	**5 173**
北京大学	3	27	4	28 074	25 966	3	27
清华大学	445	194	431	166 216	91 399	146	54
北京交通大学	201	48	548	36 438	22 963	32	14
北京科技大学	111	60	191	110 590	30 512	33	18
北京化工大学	184	33	234	25 255	16 735	71	17
北京邮电大学	70	28	190	10 864	3 662	16	7
中国农业大学	511	84	246	49 251	37 584	38	9
北京林业大学	31	13	63	4 355	3 902	14	6
北京中医药大学	20	20	48	1 912	793	0	0
华北电力大学	274	246	717	81 791	56 686	98	78
中国矿业大学(北京)	13	2	17	783	510	13	2
中国石油大学(北京)	150	47	309	51 301	36 485	127	40
中国地质大学(北京)	59	20	243	15 530	13 231	32	12
南开大学	17	9	17	1 483	1 483	12	6
天津大学	322	155	228	102 370	81 416	175	82
大连理工大学	605	213	753	160 732	139 915	172	87
东北大学	162	74	381	37 453	28 349	153	71
吉林大学	184	363	709	47 899	43 936	19	45
东北师范大学	30	34	37	3 315	3 225	16	16
东北林业大学	160	237	586	23 551	20 995	68	99
复旦大学	323	105	0	19 513	18 004	41	10
同济大学	1 591	798	2 126	715 192	651 219	1 169	468
上海交通大学	943	970	2 567	238 827	158 981	894	911
华东理工大学	359	64	908	49 251	37 516	90	41
东华大学	162	80	218	63 713	39 740	126	62
华东师范大学	131	48	322	12 561	5 116	22	10
南京大学	334	123	671	76 434	53 668	328	119
东南大学	861	788	994	330 077	192 083	37	28
中国矿业大学	153	78	369	62 746	44 973	21	19
河海大学	364	246	549	88 238	79 341	55	32
江南大学	443	134	463	86 492	90 878	385	117

R&D 成果应用及科技服务项目

发展成果应用			科技服务				
在读研究生（人）	当年支出经费（千元）	当年拨入经费（千元）	项目数（项）	当年投入人数（人年）	在读研究生（人）	当年拨入经费（千元）	当年支出经费（千元）
17 371	**2 461 671**	**1 979 511**	**12 287**	**5 858**	**18 139**	**2 790 176**	**2 320 325**
4	28 074	25 966	0	0	0	0	0
111	62 070	33 033	299	140	320	104 146	58 366
119	6 443	3 344	169	34	429	29 995	19 619
98	8 223	3 084	78	42	93	102 367	27 428
118	13 766	8 579	113	16	116	11 489	8 156
45	3 030	740	54	21	145	7 834	2 922
32	6 739	5 381	473	75	214	42 512	32 203
37	3 780	3 326	17	7	26	575	576
0	0	0	20	20	48	1 912	793
316	28 329	19 507	176	168	401	53 462	37 179
17	783	510	0	0	0	0	0
260	45 062	32 063	23	7	49	6 239	4 422
132	8 080	6 713	27	8	111	7 450	6 518
12	1 058	1 058	5	3	5	425	425
120	56 270	44 336	147	73	108	46 100	37 080
411	81 462	66 387	433	126	342	79 270	73 528
359	36 303	27 509	9	3	22	1 150	840
62	11 409	11 426	165	318	647	36 490	32 510
20	2 640	2 550	14	18	17	675	675
252	11 139	9 718	92	138	334	12 412	11 277
0	1 380	1 478	282	95	0	18 133	16 526
1 367	218 284	206 710	422	330	759	496 908	444 509
2 478	222 243	146 128	49	59	89	16 584	12 853
529	28 601	21 265	269	23	379	20 650	16 251
200	54 454	33 769	36	18	18	9 259	5 971
60	3 792	1 567	109	38	262	8 769	3 549
657	75 594	53 455	6	4	14	840	213
97	20 678	16 935	824	760	897	309 399	175 148
53	34 918	31 066	132	59	316	27 828	13 907
83	12 492	11 002	309	214	466	75 746	68 339
440	82 712	80 473	58	17	23	3 780	10 405

学校名称	合　计					研究与	
	项目数（项）	当年投入人数（人年）	在读研究生（人）	当年拨入经费（千元）	当年支出经费（千元）	项目数（项）	当年投入人数（人年）
南京农业大学	153	91	614	32 527	26 024	64	41
中国药科大学	277	183	800	11 405	8 976	273	178
浙江大学	2 064	684	5 397	417 332	492 208	825	427
合肥工业大学	10	17	9	20 754	19 300	10	17
厦门大学	99	65	325	17 170	12 021	71	45
山东大学	196	142	327	32 371	38 491	65	73
中国海洋大学	265	175	381	57 305	49 435	164	96
中国石油大学（华东）	238	172	539	49 136	38 698	66	50
武汉大学	1 218	624	1 547	160 958	125 637	164	166
华中科技大学	1 831	472	882	147 851	102 182	164	38
中国地质大学（武汉）	345	70	254	25 640	25 072	345	70
武汉理工大学	541	197	795	78 016	74 246	2	1
华中农业大学	528	128	729	89 236	89 204	389	95
华中师范大学	13	12	46	1 499	1 499	13	12
湖南大学	428	325	1 006	222 239	193 909	189	54
中南大学	135	92	126	129 508	96 206	58	49
中山大学	368	346	600	101 578	54 357	78	177
华南理工大学	1 274	361	880	118 725	99 087	571	172
重庆大学	226	202	618	78 241	70 431	183	184
西南大学	217	243	513	25 775	21 968	105	121
四川大学	126	132	70	32 087	31 501	118	124
西南交通大学	206	206	1 308	41 780	41 773	2	2
电子科技大学	59	46	87	17 966	16 124	47	36
西安交通大学	604	165	1 175	203 112	183 174	363	100
西安电子科技大学	305	234	810	208 678	158 871	253	207
长安大学	306	124	244	168 783	146 931	83	42
西北农林科技大学	150	143	137	50 579	44 589	81	70
陕西师范大学	73	39	152	9 389	6 656	32	19

续表

发展成果应用			科技服务				
在读研究生（人）	当年支出经费（千元）	当年拨入经费（千元）	项目数（项）	当年投入人数（人年）	在读研究生（人）	当年拨入经费（千元）	当年支出经费（千元）
255	13 346	12 335	89	50	359	19 181	13 689
788	11 230	8 801	4	5	12	175	175
2 197	286 551	221 976	1 239	257	3 200	130 781	270 232
9	20 754	19 300	0	0	0	0	0
229	10 431	7 302	28	20	96	6 739	4 719
94	17 196	11 606	131	69	233	15 175	26 885
209	31 235	27 069	101	79	172	26 070	22 366
149	12 187	10 056	172	122	390	36 949	28 642
328	58 519	44 864	1 054	458	1 219	102 439	80 773
78	17 522	14 232	1 667	434	804	130 329	87 950
254	25 640	25 072	0	0	0	0	0
5	4 411	3 701	539	196	790	73 605	70 545
515	44 047	48 762	139	33	214	45 189	40 442
46	1 499	1 499	0	0	0	0	0
398	22 970	20 043	239	271	608	199 269	173 866
59	113 168	81 592	77	43	67	16 340	14 614
216	19 306	13 765	290	169	384	82 272	40 592
420	45 710	47 014	703	189	460	73 015	52 073
569	72 599	65 328	43	18	49	5 642	5 103
244	14 601	13 339	112	122	269	11 174	8 629
66	32 009	31 423	8	8	4	78	78
14	1 297	1 297	204	204	1 294	40 483	40 476
72	16 751	15 035	12	10	15	1 215	1 089
789	130 731	106 199	241	65	386	72 381	76 975
687	191 468	145 985	52	27	123	17 210	12 886
78	50 139	49 106	223	82	166	118 644	97 825
45	20 200	18 915	69	73	92	30 379	25 674
69	6 346	4 817	41	20	83	3 043	1 839

表 63 教育部直属高等学校国际科技交流

学校名称	合作研究		国际学术会议			
	派遣(人次)	接受(人次)	出席人员(人次)	交流论文(篇)	特邀报告(篇)	主办(次)
合计	**14 392**	**14 120**	**50 629**	**32 861**	**5 784**	**906**
北京大学	312	609	2 135	1 523	510	31
中国人民大学	22	26	31	27	10	0
清华大学	1 131	1 614	2 235	2 431	289	110
北京交通大学	136	73	446	610	87	5
北京科技大学	104	33	297	674	65	7
北京化工大学	81	130	307	321	50	1
北京邮电大学	40	585	1 160	790	28	7
中国农业大学	99	138	948	417	94	16
北京林业大学	9	31	91	169	13	0
北京中医药大学	8	0	72	41	16	0
北京师范大学	119	66	537	359	82	15
中国传媒大学	36	18	108	162	8	0
中国政法大学	1	19	42	29	15	1
华北电力大学	61	35	351	343	36	0
中国矿业大学(北京)	7	88	45	47	1	0
中国石油大学(北京)	21	35	206	163	11	3
中国地质大学(北京)	31	90	164	61	21	4
南开大学	74	130	442	252	112	32
天津大学	281	330	1 142	529	76	19
大连理工大学	327	266	796	801	56	18
东北大学	46	44	1 250	1 150	105	12
吉林大学	285	388	1 028	760	246	15
东北师范大学	62	56	85	77	10	2
东北林业大学	61	72	139	116	14	4
复旦大学	621	555	1 051	438	304	42
同济大学	100	120	2 405	1 471	14	28
上海交通大学	774	751	2 802	849	271	42
华东理工大学	67	151	576	372	60	14
东华大学	105	139	145	492	96	10
华东师范大学	93	222	541	229	94	14
南京大学	192	436	1 969	1 527	332	20
东南大学	215	251	654	627	123	28
中国矿业大学	13	212	768	461	47	4

续表

学校名称	合作研究		国际学术会议			
	派遣(人次)	接受(人次)	出席人员(人次)	交流论文(篇)	特邀报告(篇)	主办(次)
河海大学	98	65	420	420	200	16
江南大学	21	3	297	245	9	9
南京农业大学	589	488	477	338	136	13
中国药科大学	4	1	117	97	19	1
浙江大学	502	391	1 418	711	334	60
合肥工业大学	37	30	64	132	7	0
厦门大学	87	30	2 470	397	20	25
山东大学	181	108	1 196	188	12	41
中国海洋大学	324	275	412	340	113	9
中国石油大学(华东)	139	87	205	110	47	12
武汉大学	188	267	2 198	1 269	42	18
华中科技大学	111	417	566	508	319	11
中国地质大学(武汉)	131	129	308	187	15	7
武汉理工大学	0	0	362	149	3	3
华中农业大学	129	42	371	249	52	6
华中师范大学	138	99	372	236	40	9
湖南大学	142	102	615	479	50	0
中南大学	278	302	353	756	0	15
中山大学	133	162	1 700	1 029	129	22
华南理工大学	53	27	996	582	92	12
重庆大学	328	399	428	412	164	25
西南大学	112	79	656	313	52	5
四川大学	15	360	3 476	1 058	184	23
西南交通大学	3 650	380	1 881	470	115	17
电子科技大学	289	272	503	915	12	6
西安交通大学	285	596	1 637	1 301	113	9
西安电子科技大学	97	23	654	943	13	7
长安大学	23	21	97	142	24	3
西北农林科技大学	606	861	308	141	21	4
陕西师范大学	50	82	141	91	38	4
兰州大学	118	309	963	335	113	10

表 64　教育部直属高等学校科技成果获奖

单位:项

学校名称	国家最高科学技术奖		国家自然科学奖		国家发明奖			国家科技进步奖				国务院各部门科技进步奖	省、自治区、直辖市科技进步奖
	合计	特等	合计	二等	合计	一等	二等	合计	特等	一等	二等		
合计	**1**	**1**	**12**	**12**	**23**	**1**	**22**	**124**	**1**	**7**	**116**	**460**	**961**
北京大学	0	0	2	2	0	0	0	4	0	0	4	35	0
清华大学	0	0	2	2	3	0	3	17	0	1	16	25	39
北京交通大学	0	0	0	0	0	0	0	4	0	1	3	2	0
北京科技大学	0	0	0	0	0	0	0	4	0	0	4	3	31
北京化工大学	0	0	0	0	2	0	2	0	0	0	0	8	0
北京邮电大学	0	0	0	0	0	0	0	1	0	0	1	4	0
中国农业大学	0	0	0	0	1	0	1	6	0	0	6	23	0
北京林业大学	0	0	0	0	1	0	1	0	0	0	0	2	5
北京师范大学	0	0	0	0	0	0	0	1	0	0	1	5	0
华北电力大学	0	0	0	0	0	0	0	0	0	0	0	1	12
中国矿业大学(北京)	0	0	0	0	0	0	0	0	0	0	0	6	23
中国石油大学(北京)	0	0	0	0	0	0	0	3	0	0	3	3	12
中国地质大学(北京)	0	0	0	0	0	0	0	0	0	0	0	6	0
南开大学	0	0	0	0	0	0	0	1	0	0	1	0	6
天津大学	0	0	0	0	0	0	0	1	0	0	1	0	28
大连理工大学	0	0	1	1	1	0	1	0	0	0	0	16	13
东北大学	0	0	0	0	0	0	0	0	0	0	0	7	15
吉林大学	0	0	1	1	1	0	1	2	0	0	2	7	54
东北师范大学	0	0	0	0	0	0	0	2	0	0	2	1	8
东北林业大学	0	0	0	0	0	0	0	0	0	0	0	0	7
复旦大学	1	1	0	0	1	0	1	0	0	0	0	6	14
同济大学	0	0	0	0	0	0	0	6	0	2	4	7	32
上海交通大学	0	0	1	1	0	0	0	5	0	0	5	14	22
华东理工大学	0	0	0	0	0	0	0	5	0	0	5	10	12
东华大学	0	0	0	0	0	0	0	2	0	0	2	3	15
华东师范大学	0	0	0	0	0	0	0	1	0	0	1	0	4
南京大学	0	0	1	1	1	0	1	2	0	0	2	18	0
东南大学	0	0	0	0	2	0	2	1	0	0	1	12	13
中国矿业大学	0	0	0	0	0	0	0	4	0	0	4	6	18
河海大学	0	0	0	0	0	0	0	3	0	1	2	18	7
江南大学	0	0	0	0	0	0	0	2	0	0	2	39	9
南京农业大学	0	0	0	0	0	0	0	1	0	0	1	11	12
中国药科大学	0	0	0	0	0	0	0	1	0	0	1	1	3

续表

学校名称	国家最高科学技术奖		国家自然科学奖		国家发明奖			国家科技进步奖				国务院各部门科技进步奖	省、自治区、直辖市科技进步奖
	合计	特等	合计	二等	合计	一等	二等	合计	特等	一等	二等		
浙江大学	0	0	0	0	3	0	3	9	0	0	9	19	79
合肥工业大学	0	0	0	0	0	0	0	0	0	0	0	5	19
厦门大学	0	0	0	0	0	0	0	0	0	0	0	2	24
山东大学	0	0	0	0	0	0	0	1	0	0	1	4	48
中国海洋大学	0	0	0	0	1	1	0	0	0	0	0	6	4
中国石油大学(华东)	0	0	0	0	0	0	0	0	0	0	0	1	36
武汉大学	0	0	0	0	0	0	0	3	0	0	3	7	28
华中科技大学	0	0	1	1	0	0	0	3	0	0	3	14	33
中国地质大学(武汉)	0	0	0	0	0	0	0	1	0	0	1	0	10
武汉理工大学	0	0	0	0	0	0	0	2	0	0	2	1	23
华中农业大学	0	0	0	0	0	0	0	2	0	0	2	8	0
华中师范大学	0	0	0	0	0	0	0	0	0	0	0	1	7
湖南大学	0	0	0	0	1	0	1	2	0	0	2	2	21
中南大学	0	0	0	0	1	0	1	3	0	0	3	38	15
中山大学	0	0	0	0	0	0	0	0	0	0	0	6	8
华南理工大学	0	0	1	1	0	0	0	2	0	0	2	2	26
重庆大学	0	0	0	0	0	0	0	4	1	0	3	3	27
西南大学	0	0	0	0	0	0	0	0	0	0	0	1	11
四川大学	0	0	0	0	1	0	1	1	0	0	1	6	19
西南交通大学	0	0	0	0	0	0	0	3	0	1	2	10	21
电子科技大学	0	0	0	0	0	0	0	0	0	0	0	10	7
西安交通大学	0	0	0	0	3	0	3	5	0	0	5	6	17
西安电子科技大学	0	0	0	0	0	0	0	1	0	0	1	6	7
长安大学	0	0	0	0	0	0	0	1	0	1	0	2	21
西北农林科技大学	0	0	0	0	0	0	0	0	0	0	0	0	19
陕西师范大学	0	0	0	0	0	0	0	0	0	0	0	0	3
兰州大学	0	0	2	2	0	0	0	2	0	0	2	1	14

表 65　教育部直属高等

<table>
<tr><td rowspan="3">学校名称</td><td colspan="2">出版科技著作</td><td colspan="2">发表学术论文(篇)</td><td colspan="7">国家级项目验收(项)</td></tr>
<tr><td rowspan="2">数量(部)</td><td rowspan="2">字数(千字)</td><td rowspan="2">合计</td><td rowspan="2">其中:国外学术刊物</td><td rowspan="2">合计</td><td rowspan="2">其中:与外单位合作</td><td colspan="5">项目来源</td></tr>
<tr><td>973计划</td><td>科技攻关计划</td><td>863计划</td><td>自然科学基金</td><td>其他</td></tr>
<tr><td>合计</td><td>2 031</td><td>1 436 605</td><td>217 019</td><td>76 958</td><td>1 917</td><td>357</td><td>135</td><td>168</td><td>722</td><td>494</td><td>398</td></tr>
<tr><td>北京大学</td><td>47</td><td>11 842</td><td>3 801</td><td>2 017</td><td>71</td><td>43</td><td>3</td><td>3</td><td>32</td><td>11</td><td>22</td></tr>
<tr><td>中国人民大学</td><td>13</td><td>3 766</td><td>259</td><td>102</td><td>0</td><td>0</td><td>0</td><td>0</td><td>0</td><td>0</td><td>0</td></tr>
<tr><td>清华大学</td><td>94</td><td>25 118</td><td>10 941</td><td>3 007</td><td>189</td><td>0</td><td>14</td><td>4</td><td>65</td><td>19</td><td>87</td></tr>
<tr><td>北京交通大学</td><td>43</td><td>12 093</td><td>1 569</td><td>189</td><td>10</td><td>0</td><td>0</td><td>0</td><td>9</td><td>0</td><td>1</td></tr>
<tr><td>北京科技大学</td><td>22</td><td>4 647</td><td>2 828</td><td>619</td><td>28</td><td>16</td><td>0</td><td>0</td><td>17</td><td>0</td><td>11</td></tr>
<tr><td>北京化工大学</td><td>16</td><td>3 698</td><td>1 782</td><td>578</td><td>15</td><td>4</td><td>0</td><td>2</td><td>8</td><td>4</td><td>1</td></tr>
<tr><td>北京邮电大学</td><td>41</td><td>13 254</td><td>3 063</td><td>1 802</td><td>72</td><td>8</td><td>0</td><td>1</td><td>22</td><td>39</td><td>10</td></tr>
<tr><td>中国农业大学</td><td>67</td><td>9 591</td><td>4 344</td><td>1 299</td><td>9</td><td>0</td><td>1</td><td>1</td><td>5</td><td>2</td><td>0</td></tr>
<tr><td>北京林业大学</td><td>29</td><td>7 325</td><td>1 157</td><td>212</td><td>1</td><td>0</td><td>0</td><td>1</td><td>0</td><td>0</td><td>0</td></tr>
<tr><td>北京中医药大学</td><td>62</td><td>7 239</td><td>404</td><td>55</td><td>6</td><td>5</td><td>1</td><td>2</td><td>1</td><td>2</td><td>0</td></tr>
<tr><td>北京师范大学</td><td>29</td><td>6 375</td><td>2 352</td><td>946</td><td>6</td><td>6</td><td>0</td><td>3</td><td>3</td><td>0</td><td>0</td></tr>
<tr><td>中国传媒大学</td><td>7</td><td>1 991</td><td>333</td><td>45</td><td>0</td><td>0</td><td>0</td><td>0</td><td>0</td><td>0</td><td>0</td></tr>
<tr><td>中国政法大学</td><td>2</td><td>493</td><td>77</td><td>14</td><td>0</td><td>0</td><td>0</td><td>0</td><td>0</td><td>0</td><td>0</td></tr>
<tr><td>华北电力大学</td><td>19</td><td>2 677</td><td>2 303</td><td>102</td><td>2</td><td>0</td><td>0</td><td>0</td><td>2</td><td>0</td><td>0</td></tr>
<tr><td>中国矿业大学(北京)</td><td>12</td><td>2 213</td><td>557</td><td>114</td><td>7</td><td>6</td><td>2</td><td>3</td><td>2</td><td>0</td><td>0</td></tr>
<tr><td>中国石油大学(北京)</td><td>39</td><td>10 694</td><td>997</td><td>133</td><td>9</td><td>5</td><td>8</td><td>0</td><td>1</td><td>0</td><td>0</td></tr>
<tr><td>中国地质大学(北京)</td><td>14</td><td>1 770</td><td>1 206</td><td>74</td><td>2</td><td>2</td><td>2</td><td>0</td><td>0</td><td>0</td><td>0</td></tr>
<tr><td>南开大学</td><td>33</td><td>7 147</td><td>2 021</td><td>1 091</td><td>13</td><td>4</td><td>5</td><td>0</td><td>3</td><td>4</td><td>1</td></tr>
<tr><td>天津大学</td><td>20</td><td>7 417</td><td>5 448</td><td>3 186</td><td>73</td><td>34</td><td>13</td><td>18</td><td>27</td><td>11</td><td>4</td></tr>
<tr><td>大连理工大学</td><td>23</td><td>7 074</td><td>4 714</td><td>1 102</td><td>25</td><td>0</td><td>0</td><td>3</td><td>14</td><td>5</td><td>3</td></tr>
<tr><td>东北大学</td><td>42</td><td>10 488</td><td>4 578</td><td>1 671</td><td>41</td><td>0</td><td>3</td><td>0</td><td>34</td><td>4</td><td>0</td></tr>
<tr><td>吉林大学</td><td>37</td><td>14 828</td><td>3 797</td><td>1 482</td><td>22</td><td>9</td><td>3</td><td>1</td><td>12</td><td>6</td><td>0</td></tr>
<tr><td>东北师范大学</td><td>11</td><td>2 188</td><td>695</td><td>488</td><td>0</td><td>0</td><td>0</td><td>0</td><td>0</td><td>0</td><td>0</td></tr>
<tr><td>东北林业大学</td><td>63</td><td>7 473</td><td>1 352</td><td>171</td><td>0</td><td>0</td><td>0</td><td>0</td><td>0</td><td>0</td><td>0</td></tr>
<tr><td>复旦大学</td><td>53</td><td>8 187</td><td>4 586</td><td>2 920</td><td>64</td><td>0</td><td>0</td><td>2</td><td>27</td><td>13</td><td>22</td></tr>
<tr><td>同济大学</td><td>22</td><td>4 568</td><td>4 885</td><td>793</td><td>80</td><td>18</td><td>0</td><td>41</td><td>25</td><td>6</td><td>8</td></tr>
<tr><td>上海交通大学</td><td>40</td><td>10 700</td><td>14 945</td><td>6 467</td><td>96</td><td>0</td><td>0</td><td>1</td><td>61</td><td>11</td><td>23</td></tr>
<tr><td>华东理工大学</td><td>14</td><td>2 749</td><td>1 935</td><td>1 027</td><td>6</td><td>4</td><td>0</td><td>0</td><td>0</td><td>1</td><td>5</td></tr>
<tr><td>东华大学</td><td>5</td><td>693</td><td>2 349</td><td>594</td><td>3</td><td>1</td><td>0</td><td>1</td><td>0</td><td>1</td><td>1</td></tr>
<tr><td>华东师范大学</td><td>13</td><td>2 912</td><td>1 473</td><td>948</td><td>5</td><td>1</td><td>0</td><td>0</td><td>1</td><td>1</td><td>3</td></tr>
<tr><td>南京大学</td><td>16</td><td>4 323</td><td>4 163</td><td>2 708</td><td>32</td><td>0</td><td>7</td><td>0</td><td>20</td><td>5</td><td>0</td></tr>
</table>

专利情况											其他知识产权
专利申请数(件)				专利授权数(件)				专利出售数			
合计	发明专利	实用新型	外观设计	合计	发明专利	实用新型	外观设计	合同数(项)	总金额(千元)	当年实际收入(千元)	
23 687	**18 436**	**3 192**	**2 059**	**11 527**	**8 348**	**2 284**	**895**	**692**	**276 809**	**140 863**	**1 792**
365	353	10	2	216	195	19	2	2	700	340	0
16	16	0	0	0	0	0	0	0	0	0	0
1 450	1 339	107	4	856	764	90	2	53	66 820	20 092	160
329	287	40	2	209	169	39	1	9	980	300	237
379	350	29	0	191	169	22	0	26	10 711	2 231	35
423	390	33	0	140	122	18	0	9	1 395	905	9
330	323	7	0	86	80	6	0	1	30	30	35
336	281	50	5	155	120	35	0	2	140	190	160
73	62	11	0	39	20	19	0	1	120	60	15
4	4	0	0	2	2	0	0	0	0	0	0
49	49	0	0	9	8	1	0	0	0	0	0
5	5	0	0	8	6	2	0	0	0	0	0
11	6	5	0	8	0	8	0	0	0	0	1
179	128	43	8	65	17	48	0	4	150	50	60
48	39	9	0	31	25	6	0	7	1 030	480	5
132	110	22	0	70	58	12	0	0	0	0	0
21	20	1	0	4	4	0	0	0	0	0	6
221	217	4	0	43	41	2	0	8	3 930	1 386	0
694	632	62	0	297	260	37	0	0	0	0	0
417	367	50	0	222	192	30	0	17	20 653	6 085	0
201	182	19	0	105	77	28	0	4	464	309	25
402	304	97	1	173	120	53	0	10	1 632	547	0
60	51	9	0	19	13	6	0	1	6 000	2 000	0
131	122	9	0	66	65	0	1	0	0	0	0
529	498	31	0	181	162	19	0	9	1 550	1 030	1
463	417	46	0	307	247	60	0	9	5 471	5 471	41
1 026	975	49	2	748	697	50	1	48	3 251	3 032	133
315	295	20	0	139	123	16	0	39	22 332	27 903	0
697	439	91	167	207	112	47	48	0	0	0	9
226	178	10	38	61	50	5	6	5	1 780	680	0
399	394	5	0	214	209	5	0	32	16 372	3 845	0

学校名称	出版科技著作		发表学术论文(篇)		国家级项目验收(项)						
					合计	其中:与外单位合作	项目来源				
	数量(部)	字数(千字)	合计	其中:国外学术刊物			973计划	科技攻关计划	863计划	自然科学基金	其他
东南大学	33	10 751	4 295	1 912	49	6	8	1	21	5	14
中国矿业大学	37	8 830	1 998	602	8	7	0	1	0	7	0
河海大学	11	3 241	2 089	587	4	2	0	2	0	2	0
江南大学	35	7 909	2 971	541	7	5	0	2	5	0	0
南京农业大学	48	11 864	2 288	685	8	0	0	1	7	0	0
中国药科大学	40	6 092	1 021	433	0	0	0	0	0	0	0
浙江大学	95	23 182	14 497	5 739	97	45	9	3	58	11	16
合肥工业大学	17	3 294	2 290	253	40	0	0	0	2	34	4
厦门大学	8	2 799	1 596	1 596	25	0	2	1	14	4	4
山东大学	46	6 724	3 505	1 613	225	45	25	22	13	141	24
中国海洋大学	5	124	2 587	1 106	18	8	0	1	15	1	1
中国石油大学(华东)	28	7 295	1 334	118	28	15	6	0	22	0	0
武汉大学	43	960 150	5 889	3 060	30	1	2	1	15	6	6
华中科技大学	62	15 687	10 382	2 635	25	1	0	0	0	1	24
中国地质大学(武汉)	3	1 456	1 496	200	8	0	0	0	4	4	0
武汉理工大学	48	17 383	3 050	705	10	0	0	0	5	1	4
华中农业大学	26	5 484	2 256	665	4	0	0	0	2	2	0
华中师范大学	28	6 076	1 076	705	0	0	0	0	0	0	0
湖南大学	34	11 717	2 375	730	0	0	0	0	0	0	0
中南大学	38	8 900	5 320	1 527	93	0	6	5	10	59	13
中山大学	58	10 515	3 296	1 271	34	1	6	1	17	10	0
华南理工大学	37	11 545	5 699	1 525	11	5	0	0	6	1	4
重庆大学	10	1 708	5 462	1 587	54	19	0	12	19	1	22
西南大学	2	135	1 645	359	18	16	6	9	3	0	0
四川大学	71	22 086	8 247	2 588	15	0	0	8	7	0	0
西南交通大学	17	3 490	8 521	1 575	10	0	0	1	6	0	3
电子科技大学	35	11 770	3 237	1 558	124	2	1	0	32	44	47
西安交通大学	53	16 106	2 913	1 367	58	8	2	9	40	5	2
西安电子科技大学	27	7 128	3 847	1 549	16	4	0	0	6	3	7
长安大学	34	9 072	1 219	289	2	0	0	0	0	2	0
西北农林科技大学	27	3 822	2 834	340	1	0	0	1	0	0	0
陕西师范大学	14	2 037	1 280	290	1	0	0	0	1	0	0
兰州大学	13	2 700	1 590	1 292	7	1	0	0	1	5	1

续表

专利情况											其他知识产权
专利申请数(件)				专利授权数(件)				专利出售数			
合计	发明专利	实用新型	外观设计	合计	发明专利	实用新型	外观设计	合同数(项)	总金额(千元)	当年实际收入(千元)	
1 558	745	208	605	929	288	176	465	0	0	0	41
288	101	183	4	174	44	119	11	8	8 700	1 980	11
371	134	226	11	104	30	74	0	0	0	0	0
1 413	370	43	1 000	365	114	12	239	10	750	520	18
181	132	32	17	40	28	12	0	6	2 730	960	57
104	104	0	0	34	34	0	0	4	3 700	2 370	0
2 198	1 689	460	49	1 247	888	327	32	91	18 120	14 041	334
194	171	23	0	83	60	23	0	18	870	870	18
275	252	22	1	168	149	19	0	8	1 150	1 150	20
559	452	107	0	263	145	118	0	43	2 150	2 120	0
176	146	30	0	86	60	26	0	1	10	10	40
101	79	22	0	33	24	9	0	0	0	0	0
401	275	108	18	227	142	62	23	12	9 000	2 600	0
483	396	87	0	256	180	75	1	9	1 990	1 990	0
132	62	27	43	71	35	7	29	0	0	0	0
300	250	45	5	235	189	45	1	12	6 000	1 650	6
145	123	21	1	79	51	28	0	5	1 670	560	22
64	62	2	0	21	18	3	0	1	30	30	14
214	172	37	5	145	85	52	8	0	0	0	10
410	362	48	0	209	184	25	0	2	2 100	500	0
440	394	43	3	184	157	27	0	2	85	25	15
810	585	175	50	435	296	138	1	89	33 616	21 999	84
589	464	125	0	256	174	82	0	18	1 254	517	3
137	132	5	0	31	29	2	0	10	1 200	1 200	1
424	390	34	0	277	243	34	0	20	10 113	3 620	2
193	117	70	6	99	55	29	15	1	150	150	17
352	330	22	0	119	105	14	0	5	475	475	16
405	382	23	0	240	217	21	2	15	4 775	3 970	43
301	292	4	5	60	51	4	5	0	0	0	52
178	120	54	4	36	13	21	2	2	480	480	20
231	201	27	3	94	83	11	0	0	0	0	4
65	60	5	0	33	31	2	0	4	180	110	2
64	59	5	0	23	19	4	0	0	0	0	10

学校名称	合同数(项)				
	合计	国有企业	外资企业	民营企业	其他
合计	**4 370**	**1 263**	**226**	**2 383**	**498**
北京大学	12	9	0	3	0
中国人民大学	0	0	0	0	0
清华大学	566	170	57	162	177
北京交通大学	9	0	0	9	0
北京科技大学	26	0	0	26	0
北京化工大学	21	18	0	2	1
北京邮电大学	33	0	6	27	0
中国农业大学	5	0	0	5	0
北京林业大学	1	0	0	1	0
北京中医药大学	0	0	0	0	0
北京师范大学	0	0	0	0	0
中国传媒大学	0	0	0	0	0
中国政法大学	0	0	0	0	0
华北电力大学	4	0	0	4	0
中国矿业大学(北京)	7	2	0	5	0
中国石油大学(北京)	9	4	0	5	0
中国地质大学(北京)	0	0	0	0	0
南开大学	155	74	19	32	30
天津大学	0	0	0	0	0
大连理工大学	20	7	6	7	0
东北大学	4	1	0	3	0
吉林大学	10	0	0	10	0
东北师范大学	1	0	0	1	0
东北林业大学	121	0	0	121	0
复旦大学	271	42	3	198	28
同济大学	9	0	0	9	0
上海交通大学	49	5	0	44	0
华东理工大学	48	48	0	0	0
东华大学	37	0	0	37	0
华东师范大学	5	0	0	5	0
南京大学	32	0	5	27	0
东南大学	368	77	16	191	84
中国矿业大学	8	1	0	7	0

高等学校技术转让

合同金额(千元)					当年实际收入(千元)				
合计	国有企业	外资企业	民营企业	其他	合计	国有企业	外资企业	民营企业	其他
1 664 906	**574 970**	**119 557**	**685 508**	**284 871**	**1 048 823**	**401 689**	**79 437**	**408 832**	**158 865**
63 500	59 800	0	3 700	0	54 900	52 060	0	2 840	0
0	0	0	0	0	0	0	0	0	0
510 946	153 283	41 095	102 189	214 379	306 567	107 298	24 657	71 532	103 080
980	0	0	980	0	300	0	0	300	0
10 711	0	0	10 711	0	2 231	0	0	2 231	0
15 065	11 775	0	3 070	220	7 803	6 727	0	70	1 006
87 200	0	15 000	72 200	0	62 710	0	11 300	51 410	0
550	0	0	550	0	891	0	0	891	0
120	0	0	120	0	60	0	0	60	0
0	0	0	0	0	0	0	0	0	0
0	0	0	0	0	0	0	0	0	0
0	0	0	0	0	0	0	0	0	0
0	0	0	0	0	0	0	0	0	0
150	0	0	150	0	50	0	0	50	0
1 030	530	0	500	0	480	130	0	350	0
5 940	5 280	0	660	0	840	180	0	660	0
0	0	0	0	0	0	0	0	0	0
39 062	10 963	5 965	16 940	5 194	28 662	12 038	6 495	4 397	5 732
0	0	0	0	0	0	0	0	0	0
20 753	10 359	6 000	4 394	0	6 135	2 115	3 000	1 020	0
464	30	0	434	0	309	0	0	309	0
1 632	0	0	1 632	0	547	0	0	547	0
6 000	0	0	6 000	0	2 000	0	0	2 000	0
15 875	0	0	15 875	0	5 000	0	0	5 000	0
75 117	10 485	360	61 130	3 142	34 253	6 352	354	24 968	2 579
5 471	0	0	5 471	0	5 471	0	0	5 471	0
6 251	183	0	6 068	0	3 032	176	0	2 856	0
30 731	30 731	0	0	0	28 743	28 743	0	0	0
36 030	0	0	36 030	0	24 925	0	0	24 925	0
1 780	0	0	1 780	0	680	0	0	680	0
16 372	0	203	16 169	0	3 845	0	78	3 767	0
130 854	26 269	9 556	68 400	26 629	98 141	21 016	6 689	54 720	15 716
8 700	660	0	8 040	0	1 980	290	0	1 540	150

学校名称	合同数(项)				
	合计	国有企业	外资企业	民营企业	其他
河海大学	18	18	0	0	0
江南大学	21	2	5	14	0
南京农业大学	10	2	0	8	0
中国药科大学	5	0	0	5	0
浙江大学	184	73	1	97	13
合肥工业大学	278	106	0	160	12
厦门大学	10	2	0	8	0
山东大学	1 030	206	52	670	102
中国海洋大学	2	0	0	2	0
中国石油大学(华东)	6	0	0	6	0
武汉大学	14	0	2	0	12
华中科技大学	10	0	0	10	0
中国地质大学(武汉)	0	0	0	0	0
武汉理工大学	133	39	0	94	0
华中农业大学	40	0	0	40	0
华中师范大学	2	0	0	2	0
湖南大学	83	25	0	58	0
中南大学	15	15	0	0	0
中山大学	14	0	9	5	0
华南理工大学	145	5	5	120	15
重庆大学	111	45	30	26	10
西南大学	211	150	0	51	10
四川大学	33	4	5	24	0
西南交通大学	1	1	0	0	0
电子科技大学	5	3	0	2	0
西安交通大学	78	45	5	24	4
西安电子科技大学	24	22	0	2	0
长安大学	48	41	0	7	0
西北农林科技大学	4	1	0	3	0
陕西师范大学	4	0	0	4	0
兰州大学	0	0	0	0	0

续表

合同金额(千元)					当年实际收入(千元)				
合计	国有企业	外资企业	民营企业	其他	合计	国有企业	外资企业	民营企业	其他
3 849	3 849	0	0	0	2 870	2 870	0	0	0
1 950	155	520	1 275	0	1 720	140	455	1 125	0
4 180	1 500	0	2 680	0	1 910	500	0	1 410	0
5 200	0	0	5 200	0	2 370	0	0	2 370	0
62 104	39 094	100	20 340	2 570	40 672	27 525	100	11 276	1 771
26 070	11 770	0	12 800	1 500	21 070	8 570	0	11 300	1 200
3 092	1 850	0	1 242	0	3 092	1 850	0	1 242	0
172 660	75 000	8 000	64 000	25 660	120 120	52 000	5 000	40 000	23 120
20	0	0	20	0	20	0	0	20	0
770	0	0	770	0	770	0	0	770	0
9 200	0	8 000	0	1 200	2 700	0	1 900	0	800
2 480	0	0	2 480	0	2 480	0	0	2 480	0
0	0	0	0	0	0	0	0	0	0
30 250	9 070	0	21 180	0	14 100	3 600	0	10 500	0
15 820	0	0	15 820	0	11 760	0	0	11 760	0
48	0	0	48	0	48	0	0	48	0
25 400	6 900	0	18 500	0	13 890	3 590	0	10 300	0
5 350	5 350	0	0	0	3 250	3 250	0	0	0
3 115	0	2 775	340	0	555	0	475	80	0
58 025	313	15 800	39 512	2 400	36 047	194	15 306	18 627	1 920
14 353	10 738	1 562	1 456	597	10 519	8 163	1 046	952	358
50 570	41 000	0	9 050	520	20 200	15 000	0	4 500	700
15 243	2 000	3 000	10 243	0	6 290	1 000	1 350	3 940	0
150	150	0	0	0	150	150	0	0	0
475	250	0	225	0	475	250	0	225	0
46 380	32 800	1 621	11 099	860	38 453	26 503	1 232	9 985	733
2 530	2 420	0	110	0	2 365	2 315	0	50	0
13 358	10 213	0	3 145	0	9 462	6 894	0	2 568	0
800	200	0	600	0	800	200	0	600	0
180	0	0	180	0	110	0	0	110	0
0	0	0	0	0	0	0	0	0	0

附　　录

部分指标说明

教学与科研人员:指高等学校在册职工在统计年度内,从事大专以上教学、研究与发展、研究与发展成果应用及科技服务工作人员以及直接为上述工作服务的人员,包括统计年度内从事科研活动累计工作时间一个月以上的外籍和高教系统以外的专家和访问学者。

研究与发展:科学研究与试验发展的简称,也可简称为 R&D,包括基础研究、应用研究、试验发展三类活动。

研究与发展人员:指统计年度内,从事研究与发展工作时间占本人教学、科研总时间 10% 以上的"教学与科研人员"。

全时人员:指在统计年度中,从事研究与发展(包括科研管理)或从事研究与发展成果应用、科技服务(包括科研管理)工作时间占本人全部工作时间 90% 及以上的人员。即工作时间在 9 个月以上的人员。寒暑假和加班工作时间不计,一年按 10 个月计。

非全时折合全时人员:指非全时人员从事研究与发展(包括科研管理)或从事研究与发展成果应用、科技服务(包括科研管理)的工作时间的百分比相加达 100% 折合为 1 个全时人员,并依次累计相加得出的全时人员(小数点后四舍五入取整数)。

工程师与科学家:指如下两类人员合计。

(1) 具有教师和研究技术职称人员,以及虽无上述职称,但从事教学、科研、教学管理、科研管理工作,具有本科及以上学历的人员;

(2) 除教师和研究系列以外,其他技术职务系列人员初级及以上人员,以及虽无上述职称,但具有中专及以上学历的其他技术人员。

科研事业费:指学校上级主管部门从科学事业费、教育事业费中通过切块和按项目戴帽下达,以及学校从教育事业费中安排的研究经费。

主管部门专项费:指学校上级主管部门从科技三项费、技术措施改造费中为学校安排的研究经费。

企事业单位委托经费:指学校从校外企、事业单位获得的研究经费。包括中国科学院所属各研究单位拨付学校的经费。

当年学校科技活动经费:指从学校基金或技术转让、咨询、服务、新产品出售等各种收入中划出直接用于当年研究与发展或研究与发展成果应用和科技服务的经费。

业务费:指从事科技活动的全部消耗性支出。如药品材料费、水电费、差旅费、计算机机时费、资料印刷费等。

固定资产购置费:指使用非基建项目资金购置的按固定资产管理的仪器设备费用和为研究所(室)设备改造、维修支付的费用等。

郑重声明

高等教育出版社依法对本书享有专有出版权。任何未经许可的复制、销售行为均违反《中华人民共和国著作权法》，其行为人将承担相应的民事责任和行政责任，构成犯罪的，将被依法追究刑事责任。为了维护市场秩序，保护读者的合法权益，避免读者误用盗版书造成不良后果，我社将配合行政执法部门和司法机关对违法犯罪的单位和个人给予严厉打击。社会各界人士如发现上述侵权行为，希望及时举报，本社将奖励举报有功人员。

反盗版举报电话：(010)58581897/58581896/58581879

反盗版举报传真：(010)82086060

E - mail：dd@hep.com.cn

通信地址：北京市西城区德外大街4号
高等教育出版社打击盗版办公室

邮　　编：100120

购书请拨打电话：(010) 58581118